自疗有方——

# 中药方剂
## 轻图典

臧俊岐 ◎主编

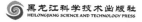

黑龙江科学技术出版社
HEILONGJIANG SCIENCE AND TECHNOLOGY PRESS

## 图书在版编目（CIP）数据

中药方剂轻图典/臧俊岐主编. --哈尔滨:黑龙江科学技术出版社，2018.3（2022.1重印）
（自疗有方）
ISBN 978-7-5388-9523-0

Ⅰ．①中… Ⅱ．①臧… Ⅲ．①方剂学－图解 Ⅳ．①R289-64

中国版本图书馆CIP数据核字(2018)第016571号

# 中 药 方 剂 轻 图 典

ZHONGYAO FANGJI QING TUDIAN

| | | |
|---|---|---|
| 主　　　编 | 臧俊岐 | |
| 责任编辑 | 梁祥崇 | |
| 摄影摄像 | 深圳市金版文化发展股份有限公司 | |
| 策划编辑 | 深圳市金版文化发展股份有限公司 | |
| 封面设计 | 深圳市金版文化发展股份有限公司 | |
| 出　　　版 | 黑龙江科学技术出版社 | |

地址：哈尔滨市南岗区公安街70-2号　邮编：150007
电话：（0451）53642106　传真：（0451）53642143
网址：www.lkcbs.cn

| | |
|---|---|
| 发　　行 | 全国新华书店 |
| 印　　刷 | 深圳市雅佳图印刷有限公司 |
| 开　　本 | 723 mm×1020 mm　1/16 |
| 印　　张 | 12 |
| 字　　数 | 120千字 |
| 版　　次 | 2018年3月第1版 |
| 印　　次 | 2018年3月第1次印刷　2022年1月第2次印刷 |
| 书　　号 | ISBN 978-7-5388-9523-0 |
| 定　　价 | 35.00元 |

# 前言 PREFACE

在这个注重身体健康的时代，大家都很关注养生。随着养生知识的普及，越来越多的人掌握了一定的养生知识。于是，自己去药店买药来服用，或是在家做道药膳来吃，冲杯药茶来饮用，自制两瓶药酒来养生，这些都不是什么新鲜的事情。但是自己真的会"开方抓药"吗?

爱好养生者更要懂得中药养生，善于中药养生。本书开篇从中药的四气五味、升降浮沉等药性理论出发，分析了中药的配伍运用规律及禁忌，吸取了历代医家临床配伍用药的经验，内容丰富多彩，对于指导生活中安全用药，提高疗效很有参考价值。此后本书列出了13类61种生活常用中药材，介绍了它们的功效、主治、药性等，每种药材列举了2～3种与其他药物或是食物的配伍，分析了配伍原理和可达到的疗效，有理有据且有效。除了单味的药材，本书还选取了部分流传至今的中药方，分析了其配伍的意义及功效，为了方便读者理解，更指出了每种方药可对应治疗的现代病症。

另外，本书还对现代人的体质加以分类，针对每种体质的特点做出分析，阐述各脏腑健康与否的表现，以方便读者判断自身体质，自测脏腑健康，参照书中提供的药膳学会调养自己的体质，养护脏腑。最后，针对生活中常患的疾病，如头痛、感冒、便秘、腹泻、胃痛、痛经等，推荐合适的小偏方。

本书旨在纠正日常生活中的用药错误，让读者可根据自身情况选择合适药物，以期达到事半功倍的疗效。

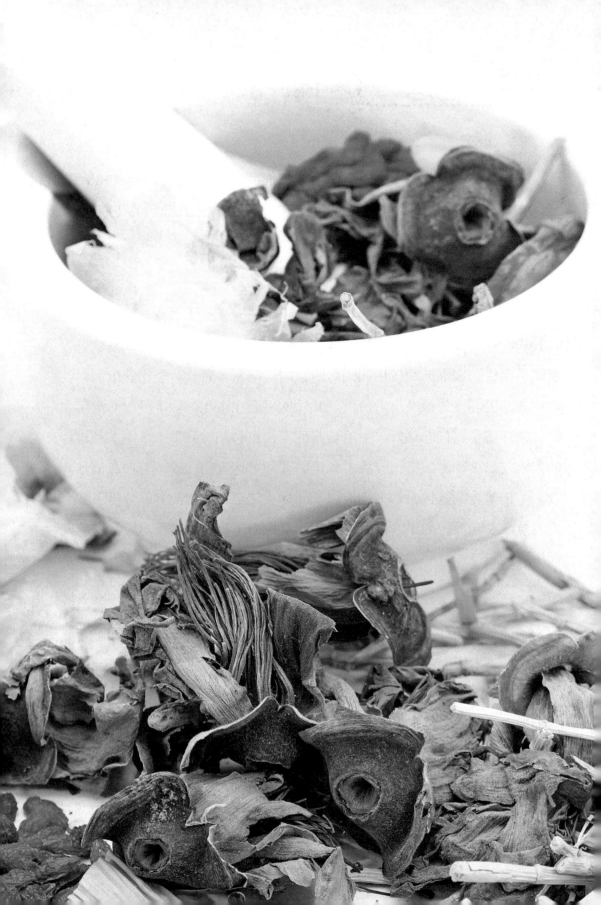

# 目录 CONTENTS

## 第一章

## 邂逅本草——中药入门基础课

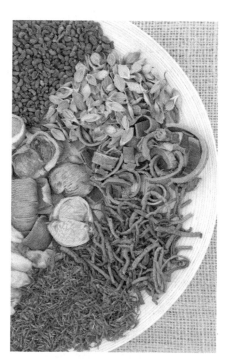

# 目录 · CONTENTS

# 第三章
# 名医妙方解读，
# 因病施药安全有效

## 目录 CONTENTS

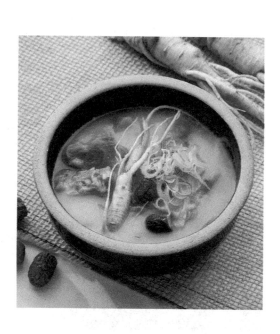

# 目录  CONTENTS

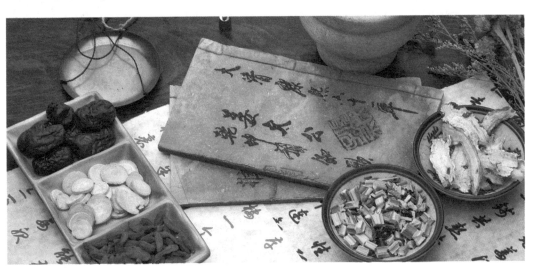

# 第六章
## 活学活用，
## 速效简方除病痛

# 目录 CONTENTS

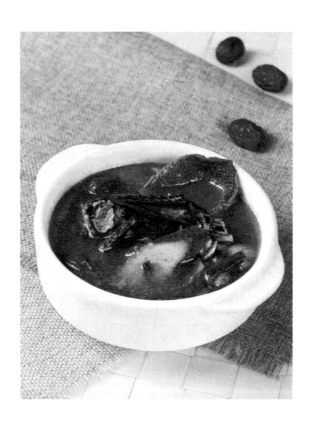

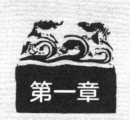

# 第一章

# 邂逅本草——中药入门基础课

中药的性能，可以从多方面来认识：疾病有寒证、热证的区别，药性也有寒性、热性的不同；病势有向上向下、在表在里的差异，药性也有升、降、浮、沉的区别；疾病发生部位在各个脏腑经络不同，药性也有归入某经的区分等等。知道了中药属性，就解开了中药的密码，对养生大有裨益。

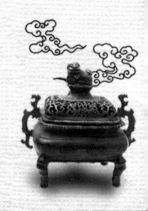

# 用药先识药，认清四气五味与归经

中药品种众多，每一种药物都有一定的适用范围，例如紫苏可以治疗感冒，大黄可以治疗便秘，蒲公英可以治疗热疖、疔疮，黄芪可以治疗气虚……因此不同的病症需要选用不同的中药来配伍治疗。四气五味，就是药物的性味，代表药物的药性和滋味两个方面。

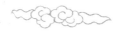

## 中药四气，寒、热、温、凉

中药的"气"，又称为"性"，是古代通用、沿袭至今的名词，所以四气也就是四性，指的是寒、热、温、凉四种药性。寒凉和温热是对立的两种药性；寒和凉之间、热和温之间，是程度上的不同，但药性相同，温次于热，凉次于寒。

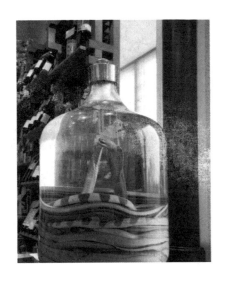

药性的寒、热、温、凉，是根据药物作用于人体发生的反应归纳出来的。例如，感受风寒、怕冷发热、流清涕、小便清长、舌苔白，这是寒的症状，这时用紫苏、生姜煎汤饮用后，可以使患者发汗，并能消除上述症状，说明紫苏、生姜的药性是温热的。如果生了疔疮、热疮、局部红肿疼痛，甚至小便发黄、舌苔发黄，或有发热，这就是热的症状，这时用金银花、菊花来治疗，可以缓解或治愈，说明金银花、菊花的药性是寒凉的。

中药的药性，绝大多数已被人们所掌握，如果我们熟悉了各种药物的药性，就可以根据"疗寒以热药，疗热以寒药"和"热者寒之，寒者热之"的治疗原则针对病情适当应用。一般寒凉药，大多具有清热、泻火、解毒等作用，常用来治疗热性病症；温热药大多具有温中、助阳、散寒等作用，常用来治疗寒性病症。此外，还有一些药物的药性较为平和，称为"平"性。由于平性药没有寒凉药或温热药的作用来得显著，所以在实际上虽有寒、热、温、凉、平之气，而一般仍称为四气。

# 五味疗疾，各有千秋

五味，就是辛、甘、酸、苦、咸五种不同的滋味。它主要是由味觉器官辨别出来的，或是根据临床治疗中反映出来的效果而确定的。各种滋味的作用如下：

辛有发散、行气或润养等作用。一般发汗的药物与行气的药物，大多数有辛味；某些补养的药物，也有辛味。

甘有滋补、和中或缓急的作用。一般滋补性的药物及调和药性的药物，大多数有甘味。

酸有收敛、固涩等作用。一般带有酸味的药物，大都具有止汗、止渴等作用。

苦有泻火、燥湿、通泄、下降等作用。一般具有清热、燥湿、泻下和降逆作用的药物，大多数有苦味。

咸有软坚、散结或泻下等作用。一般能消散结块的药物和一部分泻下通便的药物，带有咸味。

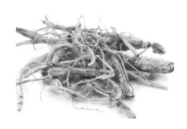

在五味以外，还有淡味、涩味，它们的意义和作用是这样的：

淡就是淡而无味，有渗湿、利尿作用。一般能够渗利水湿、通利小便的药物，大多数是淡味。

涩有收敛止汗、固精、止泻及止血等作用。

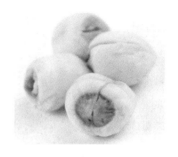

由于淡味没有特殊的滋味，一般将它和甘味并列，称"淡附于甘"；涩味的作用和酸味的作用相同。因此，虽然有七种滋味，但习惯上仍称"五味"。

# 辨识药性，"气""味"不可孤立

气和味的关系是非常密切的，每一种药物既具有一定的气，又具有一定的味。气有气的作用，味有味的作用，因此必须将气和味的作用综合起来看待。例如，紫苏性温味辛，辛能发散，温能散寒，所以可知紫苏的主要作用是发散风寒；芦根性寒味甘，甘能生津，寒能清热，所以可知芦根的主要作用是清热生津等。

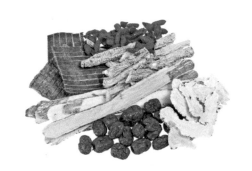

一般来说，性味相同的药物，其主要作用也大致相同；性味不同的药物，功效也就有所区别；性同味不同或味同性不同的药物在功效上也有共同之处和不同之点。例如，同样是寒性药，若味不相同，或为苦寒或为辛寒，其作用就有所差异，如黄连苦寒可以清热燥湿，

浮萍辛寒可以疏解风热；同样是甘味药，但气有所不同，或为甘温或为甘寒，其作用也不一样，如黄芪甘温可以补气，芦根甘寒能清热生津。所以，在辨识药性时，不能把药物的气与味孤立起来。

在临床具体应用时，一般都是既用其气，又用其味，而在特殊应用的时候，配合其他药物，则或用其气，或用其味。

# 识药须全面，勿忘归经

归经，就是药物对于人体某些脏腑、经络有着特殊的作用。例如，龙胆草归胆经，说明它可治疗与胆有关的病症；藿香归脾、胃二经，说明它有治疗脾胃病症的功效……

药物归经这一理论，是以脏腑、经络理论为基础的。由于经络能够沟通人体的内外表里，所以一旦人体发生病变，体表的病症可以通过经络而影响内在的脏腑，脏腑的病变也可通过经络而反映到体表。各个脏腑经络发生病变产生的症状是各不相同的，如肺有病变时，常出现咳嗽、气喘等症；肝有病变时，常出现胁痛、抽搐等症；

心有病变时，常出现心悸、神志昏迷等。在临床上，用贝母、杏仁能止咳，说明它们能归入肺经；用青皮、香附能治胁痛，说明它们能归入肝经；用麝香、菖蒲能苏醒神志，说明它们能归入心经。由此可见，药物的归经也是人们长期从临床治疗观察中总结出来的。

疾病的性质有寒、热、虚、实等不同，用药也必须有温（治寒证）、清（治热证）、补（治虚证）、泻（治实证）等区分。但是发病脏腑、经络可能是不一致的，如热性病症，又有肺热、胃热、心火、肝火等，在用药治疗时，虽然都需要根据"疗热以寒药"的原则选用性质寒凉的药物，然而还应该考虑脏腑经络的差异，如鱼腥草可清肺热，竹叶可清胃热，莲子心可清心火，夏枯草可清肝火等，就是由于它们归经的不同而有所区别。同样原因，对寒证也要进一步分肺寒、脾寒等，虚证要分脾虚、肾虚等。在治疗上，温肺的药物，未必能暖脾；清心的药物，未必能清肺；补肝的药物，未必能补肾；泻大肠的药物，未必能泻肺……所有这些情况，都说明药物归经的重要意义。

但是，在应用药物的时候，如果只掌握药物的归经，而忽略了四气、五味以及补与泻等药性，同样也是不够全面的。因为某一脏腑经络发生病变，可能有的属寒、有的属热，也有可能有的属实、有的属

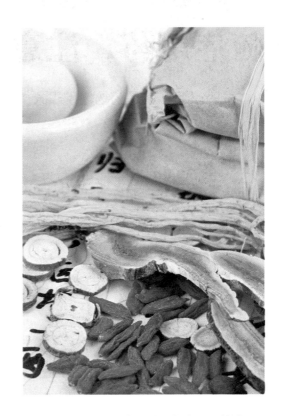

虚，而不能因为重视归经，将归于该经的药物不加区分地滥用。相反，同一归经的药物种类很多，有清、温、补、泻的不同，如肺病咳嗽，虽然黄芩、干姜、百合、葶苈子都能归肺经，在应用时却不一样，黄芩主要清肺热，干姜主要温肺，百合主要补肺虚，葶苈子主要泻肺实，在其他脏腑经络方面，同样也是如此。

归经是中药性能之一，古代文献上又曾将它和"五味"联系起来，认为：味酸能入肝，味苦能入心，味辛能入肺，味甘能入脾，味咸能入肾。这种归纳，虽然对一部分药物是符合的，但绝大部分与客观实际情况并不一样，不能作为规律性来认识。

# 随症用药，注意升降浮沉

升降浮沉，就是药物作用于人体的四种趋向。它们的意义如下：

—— 升 ——

升就是上升、升提的意思。能治病势下陷的药物，都有升的作用。

—— 降 ——

降就是下降、降逆的意思。能治病势上逆的药物，都有降的作用。

—— 浮 ——

浮就是轻浮、上行发散的意思。能治病位在表的药物，都有浮的作用。

—— 沉 ——

沉就是重沉、下行泄利的意思。能治病位在里的药物，都有沉的作用。

归纳来说，凡升浮的药物，都能上行、向外，如具有升阳、发表、散寒、催吐等作用的药物，药性都是升浮的。凡沉降的药物，都能下行、向里，如具有清热、泻下、利水、收敛、平喘、止呃等作用的药物，药性都是沉降的。

升降浮沉，既是四种不同药性，同时在临床上又作为用药的原则，这是它的重要意义。因为人体发生病变的部位有上、下、表、里的不同，病势有上逆和下陷的差别，在治疗上就需要针对病情，选对药物。病势上逆者，宜降不宜升，如胃气上逆的呕吐，当用生姜、半夏等降逆止呕，不可用瓜蒂等涌吐药；病势下陷者，宜升不宜降，如久泻脱肛，当用黄芪、党参、升麻、柴胡等益气升提，不可

用大黄等通便药；病位在表者，宜发表而不宜收敛，当用紫苏、生姜等升浮药，而不能用浮小麦、糯稻根等收敛止汗药；病位在里者，宜用清热、泻下或温里、利水等沉降药，不宜用解表药等。如肝阳上逆的头痛，若误用升散药，反而造成肝阳更为亢盛的情况；脾阳下陷的泄泻，若误用泄降药，反而造成中气更为下陷，以致久泻不止。

升、降、浮、沉的药性，一般来说和药物的性味、质地有一定关系。在药性方面来说，凡味属辛甘、性属温热的药物，大都为升浮药；味属苦、酸、咸，性属寒凉的药物，大都为沉降药，因此有"酸咸无升、辛甘无降、寒无浮散、热无沉降"的说法。

# 中药配伍有"七情"，巧用药，慎用药

配伍，就是按照病情需要和药物性能，有选择地将两种以上的药物合在一起应用。从中药的发展来看，在医药萌芽时期，治疗疾病一般都是采用单味药；后来，由于发现的药物日益增多，对疾病的认识也逐渐深化，因此对于病情较重或者比较复杂的病症，用药也由简到繁，出现了多种药物配合应用的方法。在由单味药发

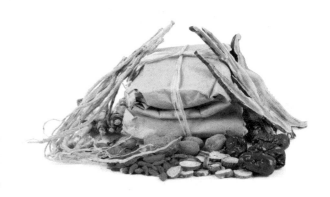

展到多种药配合应用，以及进一步将药物组成方剂的漫长过程中，人们通过大量的实践，掌握了丰富的配伍经验，了解到药物在配伍应用以后可以对较复杂的病症予以全面调理，同时又能获得安全性高、疗效更好的结果。因此，药物的配伍对于临床处方是具有重要意义的。

在应用药物配伍时，由于药物与药物之间相互作用的关系，所以有些药物因协同作用而增进疗效，但是也有些药物却可能因互相对抗而抵消或削弱原有的功效；有些药物因为相互配用而减轻或消除了毒性或不良反应，但是也有些药物反而因为相互作用而使药性减弱或发生不利于人体的作用等。对于这些情况，古人曾将其总结归纳为七种情况，叫作药性"七情"，内容如下：

单行就是单用一味药来治疗疾病。例如单用一味马齿苋治疗痢疾，单用一味人参大补元气、治疗虚脱等。

相须就是将功用相类似的药物，配合应用后可以起到协同作用，加强了药物的疗效，如石膏、知母都能清热泻火，配合应用作用更强；大黄、芒硝都能泻下通便，配用后作用更为明显等。

## 相恶

相恶就是两种药物配合应用以后，一种药可以减弱另一种药物的药效。如人参能大补元气，配合莱菔子同用，就会损失或减弱补气的功效等。

## 相使

相使就是用一种药物作为主药，配合其他药物来提高主药的功效。如脾虚水肿，用黄芪配合茯苓，可加强益气、健脾、利水的作用；胃火牙痛，可用石膏清胃火，再配合牛膝引火下行，促使胃火牙痛更快地消除等。

## 相杀

相杀就是一种药物能消除另一种药物的毒性反应。如防风能解砒霜毒、绿豆能减轻巴豆毒性等。

## 相畏

相畏就是一种药物的毒性或其他有害作用能被另一种药抑制或消除。如生半夏有毒性，可以用生姜来消除它的毒性。

## 相反

相反就是两种药物配合应用后，可能发生剧烈的不良反应。

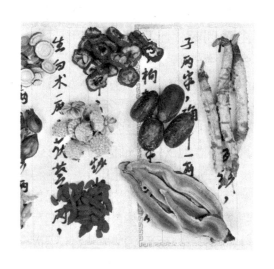

以上药性"七情"，除了单行以外，都是说明药物配伍是需要加以注意的。相须、相使，是临床用药尽可能加以考虑的，以便使药物更好地发挥疗效，一般用药"当用相须、相使者良"。相畏、相杀，是临床使用毒性药物或具有不良反应药物时要加以注意的，"若有毒宜制，可用相畏、相杀者"。相恶、相反，是临床用药必须注意禁忌的配伍情况，所以"勿用相恶、相反者"。

对表里同病、寒热夹杂、虚中带实等病情复杂的病症给予全面调理，对毒性药物可以使毒性消除或减弱，从而保证用药的安全。

# 中药方里的君、臣、佐、使关系

方剂的组成不是单纯药物的堆积，而是要有一定的原则和规律。古人用"君、臣、佐、使"四个字加以概括，用以说明药物配伍的主从关系。一个疗效确实的方剂，必须是针对性强、组方严谨、方义明确、重点突出、少而精悍。现将"君、臣、佐、使"的含义分述如下：

君药是针对病因或主证起主要治疗作用的药物，一般效力较强，药量较大。

臣药是指方中能够协助和加强主药作用的药物。

佐药是指方中具有另一种性质的辅药。它又分：

（1）正佐：协助主药治疗兼证。

（2）反佐：对主药起抑制作用，减轻或消除主药的不良反应。

使药分为引经药、调和药两种，且配伍意义不同。

（1）引经药：能引方中诸药至病灶的药物。

（2）调和药：具有调和方中诸药作用的药物。

一个方剂中药物的君、臣、佐、使，主要是以药物在方剂中所起作用地位为划分依据。除君药外，臣、佐、使药都具两种以上的意义。在遣药组方时并没有固定的模式，既不是每一种意义的臣、佐、使药都必须具备，也不是每味药只任一职。每一方剂的具体药味多少，以及君、臣、佐、使是否齐备，全视具体病情及治疗要求的不同，以及所选药物的功能来决定。但是，任何方剂组成中，君药都是不可缺少的。一般来说，君药的药味较少，而且不论何种药在作为君药时其用量都比作为臣、佐、使药应用时要大。这是一般情况下对组方基本结构的要求。至于有些药味繁多的大方，或多个基础方剂组合而成的"复方"，分析时只需按其组成方药的功用归类，分清主次即可。

简单的方剂，除了主药外，其他成分不一定都具备。复杂的方剂主药可有两味或两味以上，辅、佐、使药也可有两味或多味。

# 发挥药效，中药煎服方法很重要

"汤"剂的服用法，又可分为煎药法和服药法，前者是指在将药物煎成汤药的过程中应该注意的事项，后者是指在服药时必须注意的方面。

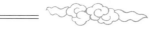

## 因药施煎，提高疗效

中药以汤剂为多，其煎药器具以砂锅、搪瓷器皿为好，忌用铁器，以免发生化学反应。煎药时的用水量应根据药物体积而定，一般以水浸过药面为度。另外，煎药过程中还有以下事项须注意：

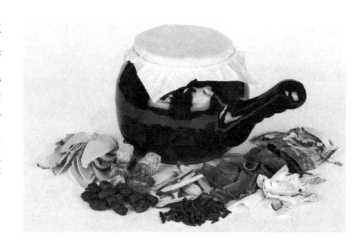

### 冷水浸泡

煎药之前，将药用冷水浸泡一段时间，使药物充分湿润，以便于煎出有效成分。

### 火候与时间

一般药物均可同煎；煮沸后即改为文火，再煎15～20分钟；煎药时应防止药汁外溢及过快熬干；煎药时不宜频频打开锅盖，以尽量减少易挥发成分的丢失。厚味的滋补药品，如熟地、首乌等，煎煮时间宜稍长，使有效成分更多地被煎出；清热、解表、芳香类药物煎时宜稍短，以免损失有效成分或改变药性。

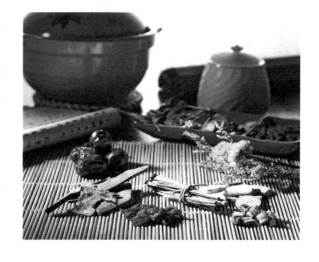

**特殊药物煎法**

☐ **先煎**　贝壳类、矿石类药物，如龟板、鳖甲、代赭石、石决明、生牡蛎、生龙骨、生石膏等，因质坚而难煎出味，应打碎先煎，煮沸 10 ~ 20 分钟后，再下其他药。芦根、茅根、夏枯草、竹茹等，宜先煎取汁，用其汁代水煎其他药。

☐ **后下**　气味芳香的药，借其挥发油取效的，宜在一般药物即将煎好时下，煎 4 ~ 5 分钟即可，以防其有效成分走散，如薄荷、砂仁等。

☐ **包煎**　为防止煎后药混浊或减少对消化道的不良刺激，要用薄布将药包好，再放入锅内煎，如赤石脂、滑石、旋复花等。

☐ **另炖或另煎**　某些贵重药，为保存其有效成分，可另炖或另煎。如人参，隔水炖 3 小时；羚羊角切成薄片另煎 2 小时取汁服，或水磨汁，或研成细末调服。

☐ **烊化**　胶质、黏性大的药物，如阿胶、鹿角胶、蜂蜜、饴糖等，应先单独加温融化，再加入去渣之药液中微煮或趁热搅拌，使之融化，以免同煎时粘锅煮焦，影响药效。

☐ **冲服**　散剂、丹剂、小丸、自然药汁、芳香或贵重药物，以冲服为宜，如牛黄、麝香、沉香末、肉桂末、三七、紫雪丹、六神丸等。

# 抓准药量，保障药效

用量，就是中药在临床上应用时的分量。一般包括质量（两、钱，换算成克）、数量（如几只、几片）、容量（如若干汤匙、若干毫升）等，它们都是常写于医生处方上要求药房配付的药量。

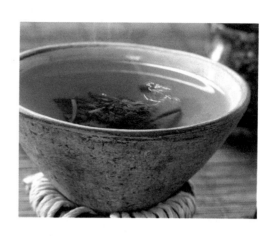

中药的用量，直接影响到它的疗效。如果应该用大剂量来治疗的，反而用小剂量药物，可能因药量太小，效力不够，不能尽早痊愈，以致延误病情；或者应该用小剂量来治疗的，反而用大剂量药物，可能因用药过量，以致克伐人体的正气。这些都将对疾病的治疗带来不利的后果。此外，一张通过配伍组成的处方，如果将其中某些药物的用量变更，它的功效和适应范围也就随之有所不同。

一般说来，在使用药物、确定剂量的时候，应该从下列三个方面来考虑：

### 药物的性质与剂量的关系

在使用剧毒药物的时候，用量宜小，并以少量开始，视病情变化，再考虑逐渐增加；一旦病势减弱，应逐渐减少或立即停服，以防中毒或产生其他不良反应。在使用一般药物的时候，对质地较轻或容易煎的药物，如花、叶之类，用量不宜过大；质地重或不易煎的药物，如矿物、贝壳之类，用量应较大；新鲜的药物因含有水分，用量可较大些，干燥的用量应较小些。

### 剂型、配伍与剂量的关系

在一般情况下，同样的药物，入汤剂比丸、散剂用量要大一些；在复方应用时比单味药用量要小一些。

### 年龄、体质、病情与剂量的关系

成人和体质较强的病人，用量可适当大些；儿童及体弱患者，剂量宜酌减。病情轻者，不宜用重剂；病情较重者，剂量可适当增加。

现今，临床上对于草药的用量一般多用五钱至一两（1钱≈5克，1两≈50克），在用药药味较少、药性没有毒性或不良反应的情况下是可以的，而且在应用过程中还打破了旧习惯的条例，发现了许多药物的新疗效，对推动中医药的发展起了一定的促进作用；但是处方用药药味已经很多，或者有些药物具有不良反应，用量就应该适当小些。特别是有些药物，一方面固然有良好疗效，但价格又比较昂贵，如羚羊角、麝香、牛黄、猴枣、鹿茸、珍珠等，更应该注意它们的用量。

# 灵活服药有讲究

**1. 服药药量与次数：** 服用中药，首先是药量的问题，一般每天1剂，老年人和儿童可酌情增减；病情严重的，如急性病、发高热等，可以考虑每天服2剂；至于慢性疾病，也可1剂分2天服用，或隔1天服1剂。每剂药物一般煎2次，有些补药也可以煎3次。每次煎成药汁250～300毫升，可以分头煎、二煎分服，也可将两次煎的药汁混合后分2～3次服用。

**2. 服药时间：** 一般每天服药2次，上午1次、下午1次，或下午1次、临睡前1次，中药在饭后2小时左右服用较好。但滋补药宜空腹服，驱虫药最好在清晨空腹时服用。治疗急性病症随时可服，不要拘泥于规定时间，但慢性病应定时服。

**3. 服药温度：** 一般应该在药液温而不凉的时候饮服，但对于寒性病症则需要热服，对于热性病症则需要冷服。真热假寒的病症，用寒性药物而宜于温服，真寒假热的病症用温热药而宜于冷服。

所有这些，都必须根据病情灵活处理。

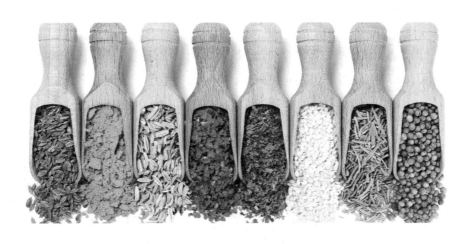

# 中药不可随意用，这些禁忌须注意

很多人在生病的时候都觉得只要对症下药就可以了，但是在用药的时候有些禁忌却不知道，饮食上也不多加注意，给身体加重了负担。

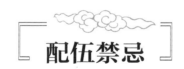

## 配伍禁忌

配伍禁忌，是指两种以上药物混合使用或药物制成药剂时，发生相互作用，出现使药物中和、水解、破坏失效等理化反应，这时可能发生药液浑浊、沉淀、产生气体及变色等外观异常的现象。有些药品配伍使药物的治疗作用减弱，导致治疗失败；有些药品配伍使不良反应或毒性增强，引起严重不良反应；还有些药品配伍使治疗作用过度增强，超出了机体所能耐受的能力，也可引起不良反应，乃至威胁病人生命等。前人有"十八反"与"十九畏"的记述，所谓反者即相

对于前文药物"七情"中的"相反"而言，所谓畏者即相对于"相恶"而言。

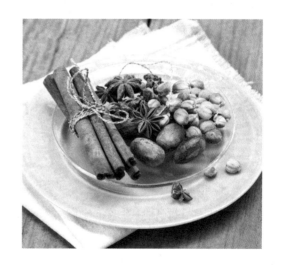

**十八反**

甘草 反 甘遂、大戟、芫花、海藻

乌头 反 贝母、栝楼、半夏、白蔹、白及

藜芦 反 人参、沙参、丹参、玄参、苦参、细辛、芍药

**十九畏**

硫黄 畏 朴硝　　水银 畏 砒霜　　狼毒 畏 密陀僧

巴豆 畏 牵牛子　丁香 畏 郁金　　川乌、草乌 畏 犀角

牙硝 畏 三棱　　官桂 畏 石脂　　人参 畏 五灵脂

# 妊娠用药禁忌

妊娠期间服用某些药物，可引起胎动不安，甚至造成流产。根据药物对胎儿影响程度大小，分禁用药与慎用药两类。

□ **禁用药** 大多是毒性较强或药性猛烈的药物。如剧烈泻下药巴豆、芦荟、番泻叶；逐水药芫花、甘遂、大戟、商陆、牵牛子；催吐药瓜蒂、藜芦；麻醉药闹羊花；破血通经药干漆、三棱、莪术、阿魏、水蛭、虻虫；通窍药麝香、蟾酥；其他剧毒药如水银、砒霜、生附子、轻粉等。

□ **慎用药** 大多是烈性或有小毒的药物。如泻下药大黄、芒硝；活血祛瘀药桃仁、红花、没药、益母草、五灵脂等；通淋利水药冬葵子、薏苡仁；重镇降逆药磁石；其他如半夏、南星、牛黄、贯众等。

凡禁用药都不能使用，慎用药则应根据孕妇病情酌情使用。可用可不用者，都应尽量避免使用，以免发生事故。

# 服药时的饮食禁忌

俗话说："吃药不忌口，坏了大夫手。"无论服用西药还是中药，我们都要注意忌口，否则轻则减轻药效，重则威胁生命健康。那么在吃中药时都该如何忌口呢？

□ **忌浓茶** 一般服用中药时不要喝浓茶，因为茶叶里含有鞣酸，与中药同服会影响人体对中药中有效成分的吸收，降低疗效。尤其在服用"阿胶""银耳"时，忌与茶水同服。

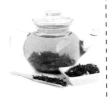

□ **忌吃生萝卜** 服用中药时不宜吃生萝卜（服理气化痰药除外），因萝卜有消食、破气等功效，特别是服用人参、黄芪等滋补类中药时，吃萝卜会削弱人参等的补益作用，降低药效而达不到治疗目的。

□ **忌生冷** 生冷食物性多寒凉，难以消化。生冷类食物还易刺激胃肠，影响胃肠对药物的吸收。故在治疗寒证时，如服用温经通络、祛寒逐湿药，或健脾暖胃药，要忌吃生冷食物。

□ **忌辛辣** 辛辣食物性多温热，耗气动火。如服用清热败毒、养阴增液、凉血滋阴等中药或痈疡疮毒等热性病治疗期间，须忌食辛辣食物。如葱、蒜、胡椒等，如若食之，则会抵消中药效果，有的还会促发炎症，伤阴动血（出血）。

□ **忌油腻** 油腻食物性多黏腻，助湿生痰，滑肠滞气，不易消化和吸收，而且油腻食物与药物混合会阻碍胃肠对药物有效成分的吸收，从而降低疗效。服用中药期间，如进食油腻食物，势必影响中药的吸收，故痰湿较重、脾胃虚弱、消化不良、高血压、冠心病、高脂血症以及肥胖病等患者更须忌食动物油脂等油腻之物。

□ **忌腥膻** 一般中药均有芳香气味，特别是芳香化湿、芳香理气药，含有大量的挥发油，赖以发挥治疗作用，这类芳香物质与腥膻气味最不相容。若服用中药时不避腥膻，往往影响药效。如鱼、虾等海鲜腥气，牛羊膻味。

# 药食配伍，药膳养生学问大

## 药食同源一家亲

中医学自古以来就有"药食同源"（又称为"医食同源"）理论。这一理论认为：许多食物既是食物也是药物，食物和药物同样能够防治疾病。在古代原始社会中，人们在寻找食物的过程中发现了各种食物和药物的性味和功效，认识到许多食物可以药用，许多药物也可以食用，两者之间很难严格区分。这就是"药食同源"理论的基础，也是食物疗法的基础。

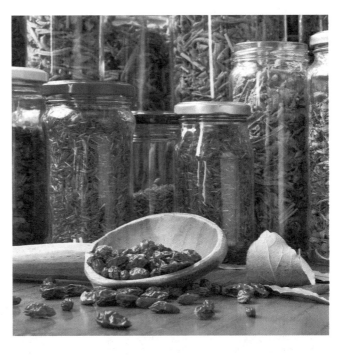

《淮南子·修务训》称："神农尝百草之滋味，水泉之甘苦，令民知所避就。当此之时，一日而遇七十毒。"可见神农时代药与食不分，无毒者可就，有毒者当避。而后随着经验的积累，药食才开始分化。在使用火后，人们开始食熟食，烹调加工技术逐渐发展起来，促使食与药开始分化，同时，食疗与药疗也逐渐区分。

《黄帝内经》对食疗有非常卓越的理论，如"大毒治病，十去其六；常毒治病，十去其七；小毒治病，十去其八；无毒治病，十去其九；谷肉果菜，食养尽之，无使过之，伤其正也"，这可称为最早的食疗原则。

由此可见，在中医药学的传统之中，论药与食的关系是既有同处，亦有异处。但从发展过程来看，远古时代是同源的，后经几千年的发展，药食分化，若再往今后的发展看，也可能返璞归真，以食为药，以食代药。

# 药膳制作有禁忌

目前可用的500多种常用中药中，最常入药膳的中药大约有70种，如冬虫夏草、人参、当归、天麻、杜仲、枸杞子等。这些药物在与食物配伍时都需要注意性味，使其互相补充，否则就会影响疗效，甚至造成反效果。

| | |
|---|---|
| **猪肉** | 反乌梅、桔梗、黄连；和苍术食，令人动风；和荞麦食，令人落毛发，患风病；和鸽肉、鲫鱼、黄豆食，令人滞气 |
| **猪血** | 忌地黄、何首乌；和黄豆食，令人气滞 |
| **猪心** | 忌吴茱萸 |
| **猪肝** | 同荞麦、豆酱食，令人发痼疾；和鲤鱼肠子食，令人伤神；和鱼肉食，令人生痈疽 |
| **羊肉** | 反半夏、菖蒲；忌铜、丹砂和醋 |
| **狗肉** | 反商陆；忌杏仁 |
| **鲫鱼** | 反厚朴；忌麦冬、芥菜、猪肝 |
| **鲤鱼** | 忌朱砂、狗肉 |
| **龟肉** | 忌酒、苋菜 |
| **鳝鱼** | 忌狗肉、狗血 |
| **鸭蛋** | 忌李子、桑椹 |
| **鳖肉** | 忌猪肉、兔肉、鸭肉、苋菜、鸡蛋 |

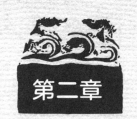

## 第二章

# 61种家庭常用中药的养生应用

应用中药，除了必须掌握每一种药物的性能以外，对于它们的配伍也必须有所了解，不仅仅是药材与药材的配伍，对药材与食材的搭配亦要有所掌握。否则，不注意药物或药食配伍后的作用变化，虽然药能治病，但也可能因此而影响药效，不能达到治疗的目的。

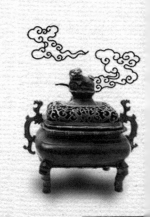

# 补气药

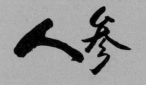

**大补元气安心神**

人参为五加科植物人参的干燥根，被人们称为"百草之王"，是闻名遐迩的"东北三宝"之一。人参品类众多，产自长白山的人参被视为珍品，是驰名中外的名贵药材。

**性味归经** 味甘、微苦，性微温；归脾、肺经。

**使用剂量** 3～9克。

**养生功效** 大补元气，补肺益脾，生津止渴，安神益志。

**临床应用** 用于体虚休克、肺虚咳喘、津伤口渴、气血亏虚、久病虚弱、惊悸失眠、阳痿宫冷等症。

 **用药禁忌**

无虚弱现象，不必服用本品；反藜芦，畏五灵脂，恶莱菔子、皂荚。

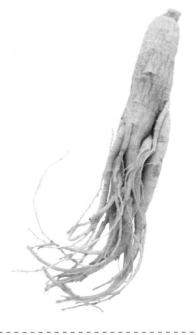

## 常用配伍

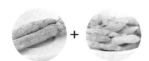

**人参　麦冬**

人参性温补气；麦冬寒凉滋阴，中和人参之温补，使补而不燥。两药相配伍，治气阴两虚之口渴、多汗。

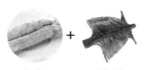

**人参　蛤蚧**

人参甘温，善补肺气；蛤蚧性平，补肺益肾。两药相配伍，对于肺肾两虚、动辄气喘疗效甚佳。

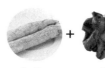

**人参　乌鸡**

人参甘温补气；乌鸡滋阴养血，能防止人参温燥伤阴。二者配伍炖汤饮用，气阴双补，适宜盗汗患者。

# 党参

## 补中益气养肝血

党参是桔梗科植物党参、素花党参或川党参等的干燥根，为中国常用的传统补益药，古代以山西上党地区出产的党参为上品。党参有增强免疫力、扩张血管、改善微循环、增强造血功能等作用。

**性味归经** 味甘，性平；归脾、肺经。

**使用剂量** 9～30克。

**养生功效** 补中益气，健脾益肺，养血生津。

**临床应用** 用于食欲不振、呕吐、腹泻、气短喘促、自汗、口渴、面色萎黄、头晕、心慌等病症。

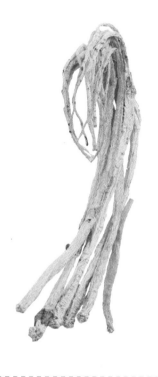

 **用药禁忌**

有实热的患者不宜服用；不宜与藜芦同用。

## 常用配伍

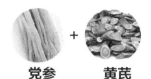

**党参** + **黄芪**

党参补中益气、健脾益肺，搭配性微温的黄芪，益气升阳。二药煎茶对脾虚腹泻伴大便溏稀者有益。

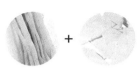

**党参** + **茯苓**

党参调节脾胃，茯苓健脾益胃、运化身体水湿。两药相配伍，可增强补气健脾功能，消除身体水肿。

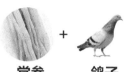

**党参** + **鸽子**

党参能平和地补身体之虚，鸽肉补肝壮肾、益气补血。二者相配伍，制作的药膳能调和体质。

# 黄芪

## 补气升阳健脾胃

黄芪的药用历史迄今已有2000多年了。黄芪有增强机体免疫功能、保肝、利尿、抗衰老、抗应激、降压和较广泛的抗菌作用。由于长期大量采挖，近几年来野生黄芪的数量急剧减少，有趋于灭绝的危险，已属国家三级保护植物。

**性味归经** 味甘，性微温；归肺、脾、肝、肾经。

**使用剂量** 6～30克。

**养生功效** 益气固表，利水消肿，托毒生肌。

**临床应用** 用于高血压、糖尿病、骨质疏松、自汗、盗汗、水肿、疮疡久不愈合、脱肛、头晕等病症。

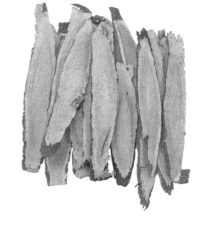

 **用药禁忌**

感染强盛外邪，体内气机郁滞、湿邪盛，食积内停，阴虚阳亢者均不宜服。

## 常用配伍

**黄芪** ＋ **柴胡**

黄芪甘温，益气升阳；柴胡升举阳气。两药相配伍，增强补中益气、升阳举陷之效，治疗中气下陷的不适。

**黄芪** ＋ **防风**

黄芪益气、固表、止汗，与防风配用，可增强补气、固表之功。体弱自汗的患者可坚持使用二者煎药茶饮用。

**黄芪** ＋ **羊肉**

羊肉含有丰富的营养价值，配黄芪则可增强补气益血之功用，又能行气活血通经。

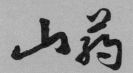

**山药**

益气滋阴养肝肾

山药为薯蓣科植物山药的根茎，可炒食、煮食等。干制品入药的怀山药，是补而不滞、不热不燥的佳品，能补脾气而益胃阴，故为性质平和的培补脾胃药物。山药补肺益肾的作用较弱，一般只能作为辅助之品。

**性味归经** 味甘，性平；归脾、肺、肾经。

**使用剂量** 9 ~ 30 克。

**养生功效** 补脾养胃，生津益肺，固精止带。

**临床应用** 用于饮食欠佳、腹泻清稀、哮喘、糖尿病、遗精、尿频、白带异常等病症。

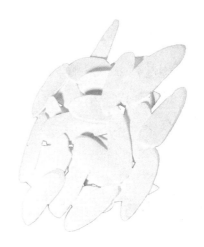

 **用药禁忌**

不可与甘遂同用；体内湿盛者忌用。

**常用配伍**

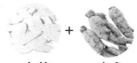

**山药** **人参**

山药性平，补脾养胃；人参大补元气。两药配伍，能增强益气健脾之效，适宜消化不好的体虚面黄者服用。

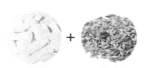

**山药** **麦芽**

山药健胃消食；炒麦芽性平，善治食积不消等症。二者煎茶，消食导滞，适宜消化不好的老人、小儿饮用。

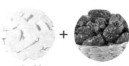

**山药** **大枣**

山药补益脾胃；大枣补中益气、调理气血。二者搭配制作药茶，尤其适宜脾胃虚弱、饮食减少的人群。

# 茯苓

## 益气健脾又利湿

茯苓为多孔菌科植物茯苓的干燥菌核。茯苓药材为类球形或不规则的块状，大小不一，以体重、坚实，外皮色棕褐、无裂隙、断面色白腻、嚼之黏性强者为佳。除了药用以外，还可以磨成粉状用来制作女士喜爱的美白面膜。

**性味归经** 味甘、淡，性平；归心、肺、脾、肾经。

**使用剂量** 10 ~ 15克。

**养生功效** 利水渗湿，健脾宁心。

**临床应用** 用于小便不利、水肿、痰多、眩晕、脾虚食少、便溏腹泻、心神不安、惊悸失眠等病症。

 **用药禁忌**

虚寒遗精或气虚下陷者忌服。

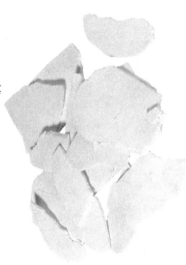

## 常用配伍

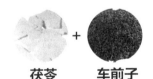

茯苓 ＋ 车前子

两药均有利水之效，茯苓健脾渗湿，车前子利尿通淋。二者相配伍，对湿浊内停或泻下如水有一定疗效。

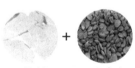

茯苓 ＋ 酸枣仁

茯苓性平，补益心脾、安心神；酸枣仁养肝血。二者合用，补益心脾、养血安神，多用于心脾两虚病症。

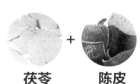

茯苓 ＋ 陈皮

茯苓健脾，善利水湿；陈皮性温，温中化寒痰，理气助消化。两药配伍制成茶，可祛除体内痰湿，温中止呕。

# 白术

## 补气燥湿健脾胃

白术是菊科多年生草本植物白术的干燥根茎，具有多项药用功能，始载于《神农本草经》。它是一味培补脾胃的药物，补气的作用较弱，但苦温燥湿，能补脾阳，主要分布于四川、云南、贵州等山区湿地。

**性味归经** 味苦、甘，性温；归脾、胃经。

**使用剂量** 6 ~ 12克。

**养生功效** 健脾益气，燥湿利水，止汗，安胎。

**临床应用** 用于饮食减少、大便溏稀、倦怠乏力、水肿、多痰、自汗、胎动不安等病症。

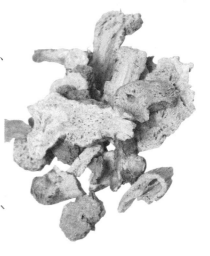

 **用药禁忌**

阴虚燥渴、气滞胀闷者忌服；忌与桃、李、菘菜、青鱼等同食。

## 常用配伍

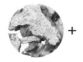

白术 ＋ 茯苓

白术能益气燥湿；茯苓味甘性平，能利水渗湿。二者配伍，能有效健脾，燥湿利湿结合，增强祛湿之功。

白术 ＋ 防风

白术健脾燥湿，有固表、止汗之效；防风祛风散邪，舒肝理脾。二者合用，益气固表，从里到外治自汗。

白术 ＋ 猪骨

白术益气燥湿，与猪骨制作药膳，能健脾化湿。食欲不振、水肿的患者可适量食用。

# 甘草

## 调和诸药解百毒

甘草是一味常用的药物，一般认为本品在方剂中只是作为辅助之用。其实根据临床实践的经验，它本身具有一定的功效，如炙甘草汤补心气、振心阳，甘草干姜汤温润肺脾，银花甘草汤清热解毒等，都是用它作为主药的。

**（性味归经）** 味甘，性平；归脾、胃、肺、心经。

**（使用剂量）** 2～10克。

**（养生功效）** 补中益气，泻火解毒，润肺祛痰，缓和药性。

**（临床应用）** 用于胃痛、腹痛、咳嗽、心悸、咽喉肿痛、疮疡肿毒、药物及食物中毒等病症。

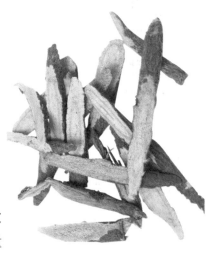

 **用药禁忌**

湿盛腹胀者不宜用；不可与鲤鱼同食；忌与大戟、芫花、甘遂、海藻等同用；久服较大剂量的生甘草，可引起水肿。

## 常用配伍

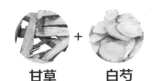

**甘草 ＋ 白芍**

甘草补气缓急，白芍养血柔肝。二者配伍，能增强缓急止痛之效，对脘腹或四肢拘急疼痛有缓解作用。

**甘草 ＋ 五味子**

甘草善润肺祛痰；五味子性温，有收敛固涩功效，能敛肺定咳喘。二者配伍使用，可增强止咳定喘之效。

**甘草 ＋ 乌梅**

甘草性平，善镇咳；乌梅性平，善收敛生津。二者制作药汤，敛肺气，对咽干、咳嗽同样有效。

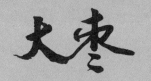

**大枣**

补气养血安心神

大枣性质平和，能补脾胃，为调补脾胃的常用辅助药，有"天然维生素丸"的美誉。民间亦常用大枣来补血，治疗血虚病症。近年来临床上用其补血以止血，治疗过敏性紫癜，可单用或配合其他药物同用。

**性味归经** 味甘，性温；归脾、胃经。

**使用剂量** 6 ~ 15克。

**养生功效** 补中益气，养血安神，缓和药性。

**临床应用** 用于治疗饮食减少、便溏、倦怠乏力、心悸、过敏性紫癜等病症。

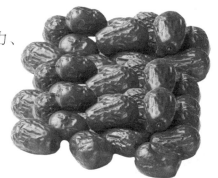

 **用药禁忌**

湿热内盛者，患有疳积和寄生虫病的儿童忌食；
患有糖尿病者不宜多食。

**常用配伍**

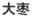

**大枣** + **阿胶**

大枣养血补气、安神，阿胶滋阴补血。二者合用可达到气、血、阴三补。阿胶还缓和大枣之温，使补而不燥。

**大枣** + **浮小麦**

大枣益气养血、安神，浮小麦安心神。二药合用，增强安神之效，用于治疗忧思过度、睡眠不安等病症。

**大枣** + **粳米**

大枣性温补中气，粳米健脾温中。二者配伍煲粥食用，能加强健脾益气之效，体虚气弱患者可适量食用。

# 养血药

## 当归

### 补血活血止痛经

当归既能补血，又能活血，故有和血的功效，为治血病的要药。因它长于调经，尤被妇科所重视，为妇女月经不调、血虚经闭、胎产诸症常用的药品。外科亦多应用当归，它对肿疡期的散瘀消肿、溃疡期的养血生肌都有良好的疗效。

**性味归经** 味甘、辛，性温；归肝、心、脾经。

**使用剂量** 6～12克。

**养生功效** 补血调经，活血止痛。

**临床应用** 用于月经不调、闭经、痛经、慢性盆腔炎、产后瘀滞腹痛、崩漏、贫血、血虚头痛、眩晕等病症。

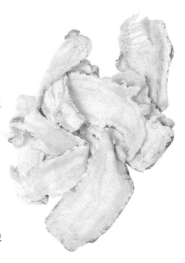

 **用药禁忌**

热盛出血者禁服；湿盛腹胀及大便溏泄者、孕妇慎服。

## 常用配伍

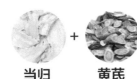

**当归 + 黄芪**

当归性温补血，黄芪性温补气，气旺则血生。两药配伍，益气生血，对血虚或气血双亏的患者大有裨益。

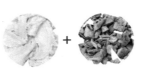

**当归 + 牛膝**

当归活血止痛，牛膝能引火（血）下行。二者搭配，适宜下肢跌伤及风湿性关节炎患者食用。

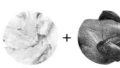

**当归 + 乌鸡**

当归补血调经，乌鸡可以滋阴补肾。二者搭配炖汤食用，血阴双补，能增强调理经血的功效。

# 熟地黄

## 补血养阴填精髓

生地加工蒸熟后叫熟地黄，简称熟地，专用于滋养，能补血滋阴。熟地黄与山萸肉、肉苁蓉、枸杞子、菟丝子等都是平补的药品，无论肾阴亏虚或肾阳不足，都可配用，但本品补益肝肾的功效较好。

**性味归经** 味甘，性微温；归心、肝、肾经。

**使用剂量** 10 ~ 30 克。

**养生功效** 补血滋阴，补精益髓。

**临床应用** 用于面色萎黄、心悸、月经不调、崩漏、腰膝酸软、潮热、盗汗、遗精、糖尿病、眩晕、耳鸣等病症。

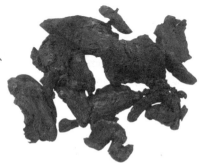

 **用药禁忌**

消化不良、气滞痰多、腹胀便溏者忌服。

## 常用配伍

 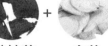

**熟地黄 + 白芍**

熟地黄补血滋阴而养肝益肾；白芍敛阴柔肝，缓急止痛。二者配伍可以增强补养肝血的作用。

**熟地黄 + 人参**

熟地黄滋阴补血，人参补气升阳。两药配伍食用互补互制，可调和阴阳气血，补阳而不燥，滋阴不寒。

**熟地黄 + 乌鸡**

熟地黄滋阴补血，乌鸡滋阴调经。二者搭配炖汤食用，可增强滋阴的功能,调理经血。盗汗者也可适量食用。

# 阿胶

## 滋阴养血润肺燥

阿胶善于止血。一切失血之症,均可应用,以咯血、便血、崩漏等较为适宜。对出血而引起的血虚症状,应用阿胶既能止血,又能补血,有标本兼顾之效。本品还能滋阴而润肺燥,长期服用阿胶,还可营养皮肤,使肌肤光洁、润滑、有弹性。

**性味归经** 味甘,性平;归肺、肝、肾经。

**使用剂量** 5 ~ 15克。

**养生功效** 补血止血,滋阴润肺。

**临床应用** 面色萎黄、眩晕、心悸、肌痿无力、心烦不眠、肺燥咳嗽、咯血、吐血、尿血、便血、崩漏等病症。

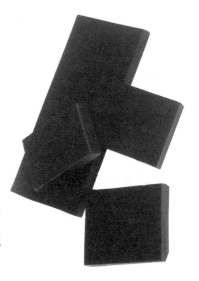

 **用药禁忌**

脾胃虚弱、呕吐泄泻、腹胀便溏者慎用;感冒病人不宜服用;孕妇、高血压患者、糖尿病患者应在医师指导下服用。

## 常用配伍

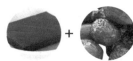

**阿胶 + 大枣**

阿胶补血;大枣补气、补血。二者配伍能增强补血之力。大枣可缓和阿胶的黏滞之性,使血液流动起来。

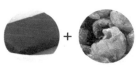

**阿胶 + 龙眼**

阿胶补血滋阴,搭配补血养心的龙眼,有增强补血的作用,安神助眠,对阴血亏虚的失眠患者有益。

**阿胶 + 鳖甲**

阿胶善补血滋阴,鳖甲善滋阴退热。二者搭配能增强滋阴的作用,同时阴血双补,能清除人体潮热。

# 龙眼

## 养血开胃安心神

龙眼又名桂圆，为龙眼晒干了的成熟果实。本品有滋养的作用，既能补脾胃之气，又能补营血不足，单用一味熬膏，或配合其他益气补血药物同用，可治气弱血虚之症。

**性味归经** 味甘，性温；归心、脾经。

**使用剂量** 5～15克。

**养生功效** 补心安神，养血益脾。

**临床应用** 用于失眠、健忘、心悸、慢性出血、月经过多、气血不足、病后体虚等病症。

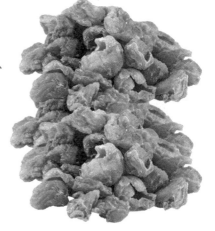

 **用药禁忌**

内有实火、痰热、湿热者忌服。

## 常 用 配 伍

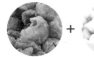

**龙眼 ＋ 莲子**

龙眼补心脾，安心神；莲子健脾止泻，益肾养心。二者煲粥食用，有增强安神助眠之功，失眠患者可适量食用。

**龙眼 ＋ 玫瑰花**

龙眼安养心神；玫瑰花性温，理气解郁、活血散瘀。二者搭配，可温养心肝血脉，美颜护肤，调理肝胃。

**龙眼 ＋ 枣仁**

龙眼安养心神，配伍同样安神助眠的枣仁服用，能增强安眠之效，心烦失眠的患者可煎茶于睡前饮用。

# 助阳药

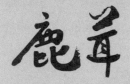

## 益肾补阳强筋骨

鹿茸是名贵药材，为补督脉的要药，其温肾益阳的功能虽与附子、桂枝相似，但附子、桂枝性热而刚燥，作用较速，如应用不当，即有伤阴劫液的弊害。鹿茸性温而柔润，作用较缓，如《黄帝内经》所说，"精不足者补之以味"，是一味温养的药品。

**性味归经** 味甘、咸，性温；归肝、肾经。

**使用剂量** 1～5克。

**养生功效** 补督脉，助肾阳，生精髓，强筋骨。

**临床应用** 用于肾虚头晕、耳聋、阳痿、滑精、宫冷不孕、乏力、畏寒、腰脊冷痛、筋骨痿软、崩漏带下等病症。

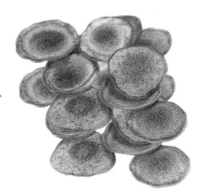

 **用药禁忌**

凡阴虚阳亢、实热、痰火内盛、血热出血及外感热病者忌服。

## 常用配伍

鹿茸 　　 甲鱼

鹿茸善补肾阳；甲鱼性寒，善滋阴，使补阳而不伤阴。二者搭配，适宜阴阳两虚者食用。

 +
鹿茸 　　 熟地黄

鹿茸补益肝肾，调理冲任，固摄带脉，可止漏束带；熟地黄补血滋阴。二者搭配适宜崩漏的血虚妇女。

 +
鹿茸 　　 阿胶

鹿茸补益肝肾；阿胶滋阴补血。两药配伍可增强调理经血之力，阿胶可缓和鹿茸温阳的药性，而不伤阴。

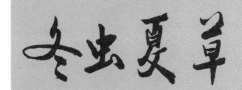

# 冬虫夏草

## 益肺止血补肾阳

冬虫夏草又名中华虫草,简称虫草,为麦角菌科真菌冬虫夏草寄生在蝙蝠蛾科昆虫幼虫上的子座及幼虫尸体的复合体,是一种传统的名贵滋补中药材,有调节免疫系统功能、抗肿瘤、抗疲劳等多种功效。

**性味归经** 味甘,性温;归肺、肾经。

**使用剂量** 0.5 ～ 5克。

**养生功效** 滋肺补肾,止血化痰。

**临床应用** 用于肺结核咳嗽、咯血、慢性咳喘、盗汗、自汗、阳痿、遗精、腰膝酸痛、病后虚弱、心律失常等病症。

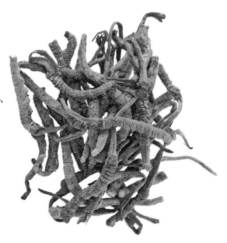

 **用药禁忌**

外感表邪者或是热证、实证者忌服。

## 常用配伍

 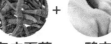

**冬虫夏草** ＋ **鸭肉**

冬虫夏草能补肾益肺;鸭肉性寒,可滋五脏之阴、清虚劳之热。二者搭配炖汤,可治虚咳。

**冬虫夏草** ＋ **枸杞子**

冬虫夏草补阳益肺,搭配滋阴补血的枸杞子,滋肺阴而敛气,益肾阳而纳气,适宜肺肾两虚的哮喘患者。

**冬虫夏草** ＋ **乌鸡**

冬虫夏草补阳,乌鸡性平滋阴。二者搭配能缓和冬虫夏草温补的药性,调和阴阳,适宜月经不调女性食用。

# 杜仲

## 安胎强筋补肝肾

肝主筋，肾主骨，肾充则骨强，肝充则筋健。杜仲能补肝肾而强筋骨，在临床上主要用于肾虚、腰部酸痛，又可用于胎动不安。

**性味归经** 味甘，性温；归肝、肾经。

**使用剂量** 6 ~ 10克。

**养生功效** 补肝肾，强筋骨，安胎。

**临床应用** 用于腰膝酸痛、筋骨无力、头晕目眩、妊娠漏血、胎动不安等病症。

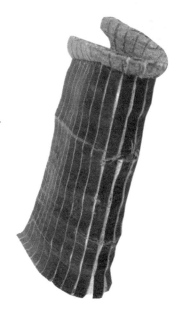

 **用药禁忌**

本品性温，故阴火旺者慎用。

---

**常用配伍**

| 杜仲 | 羊肾 |

杜仲对腰膝酸痛有很好的疗效，配伍同样温补功能的羊肾可以强筋壮骨、调理冲任。

杜仲 ＋ 补骨脂

杜仲温补肾阳，补骨脂同样是补肾阳的佳品。二者配伍有温补肝肾之效，可调理肾虚阳痿、遗精等症。

杜仲 ＋ 五加皮

杜仲强筋骨，搭配祛风湿的五加皮，可强壮筋骨又祛风湿，对风湿性关节炎及其引起的关节不利有益。

# 益智仁

## 温脾暖肾止泄泻

益智仁为姜科草本植物益智的成熟果实，能暖脾胃而和中，助肾阳而固下，用于治疗脾肾虚寒等症。益智仁还善于温脾摄涎，对脾虚不能摄涎所致的涎多而自流、口干、口苦等现象有效。

**性味归经** 味辛，性温；归脾、肾经。

**使用剂量** 3 ~ 9克。

**养生功效** 补肾固精，温脾止泻，摄涎。

**临床应用** 用于腹部冷痛、中寒吐泻、唾液多、遗精、小便淋漓、夜尿频多。

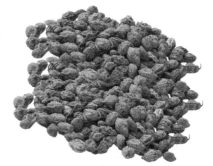

 **用药禁忌**

阴虚火旺或因热而患遗滑崩带者忌服。

## 常用配伍

**益智仁** + **白术**

益智健脾祛湿、止泻，搭配性温的白术，能燥化脾湿，增强温补脾阳的作用，适宜脾虚湿困的患者服用。

**益智仁** + **红参**

益智仁补肾温脾；红参性温，可大补元气。二者搭配，可以温中加温，治疗因阳气极虚导致的各类病症。

**益智仁** + **党参**

益智仁温肾阳、脾阳；党参健脾益气。两药相配伍，可振脾阳、补脾气，对脾虚腹泻的患者大有裨益。

# 滋阴药

# 枸杞子

## 明目润肺补肝肾

枸杞子柔润多液，是一味补养肝肾的药品，与潼蒺藜、菟丝子功效相近。潼蒺藜、菟丝子、枸杞子三药虽都是平补阴阳之品，但潼蒺藜、菟丝子两药助阳之功胜于养阴，故归入助阳药；枸杞子滋阴之功胜于助阳，且补益作用较佳。

**性味归经** 味甘，性平；归肝、肾经。

**使用剂量** 6 ~ 12克。

**养生功效** 补肾益精，养肝明目。

**临床应用** 用于虚劳精亏、腰膝酸痛、眩晕、耳鸣、阳痿、遗精、内热消渴、血虚萎黄、目昏不明等病症。

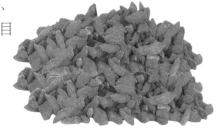

### 用药禁忌

脾虚有湿、腹泻清稀者忌服。

## 常用配伍

 +

枸杞子　　菊花

枸杞子养肝明目，菊花清肝热，能增强枸杞子明目的功效，阴虚内热扰目的患者平日可用二者泡茶饮用。

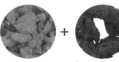

枸杞子　　熟地黄

枸杞子滋阴养肝血，熟地黄补血养阴，不同的是前者偏滋阴而后者重在补血。两药配伍，可补足肝肾精血。

 +

枸杞子　　麦冬

枸杞子柔润多液，滋阴润燥；麦冬生津解渴，润肺止咳。二者搭配能清肺燥，补肾阴，可治糖尿病。

# 百合

## 养阴润肺安心神

百合最早记载于《神农本草经》，是百合科植物百合的鳞叶，呈长椭圆形，是著名的药食两用的药材。中国应用百合治疗疾病已有两千多年的历史。其具有润肺止咳、清心安神的作用，鲜百合甘甜味美，特别适合养肺。

**性味归经** 味甘，性微寒；归肺、心经。

**使用剂量** 5 ~ 12克。

**养生功效** 润肺止咳，宁心安神。

**临床应用** 用于阴虚燥咳、劳嗽咯血、虚烦惊悸、失眠多梦、精神恍惚等病症。

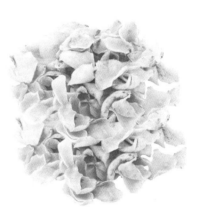

 **用药禁忌**

本品性寒凉，故风寒咳嗽或者中寒大便溏稀者不要服用。

## 常用配伍

 +

**百合** **粳米**

百合滋阴养肺、安神止咳，粳米养阴生津、补中益气。二者搭配煲粥食用，可气阴双补，治气短咳喘。

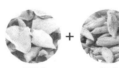

**百合** **麦冬**

百合润肺生津清热，麦冬滋肺阴。二者煎茶饮用，清肺热，治疗热病伤肺之燥咳疗效甚佳。

 +

**百合** **白果**

百合润肺止咳，白果敛肺定喘。两药配伍可增强调理肺脏功能，润肺燥、敛肺气，适宜哮喘咳嗽患者服用。

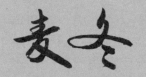

麦冬作为我国传统中药之一，自古以来为药食兼用，它的治疗和保健作用已被我国两千多年的临床实践所证实。其质柔多汁，长于滋燥泽枯，养阴生津，善治肺胃虚热，且能清心除烦，还有清热润燥滑肠的作用。

**养阴润肺生津液**

**性味归经** 味甘、微苦，性微寒；归心、肺、胃经。

**使用剂量** 6 ~ 12克。

**养生功效** 清心润肺，养胃生津。

**临床应用** 用于肺燥干咳、阴虚痨嗽、喉痹咽痛、津伤口渴、内热消渴、心烦失眠、肠燥便秘等病症。

 **用药禁忌**

凡脾胃虚寒、腹泻、胃有痰饮湿浊或风寒咳嗽者均忌服。

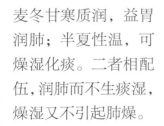

**常用配伍**

**麦冬** + **半夏**

麦冬甘寒质润，益胃润肺；半夏性温，可燥湿化痰。二者相配伍，润肺而不生痰湿，燥湿又不引起肺燥。

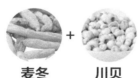

**麦冬** + **川贝**

麦冬滋阴清热，川贝润肺化痰。二者合用，能增强润肺之效，使燥痰、黏痰有所化，适宜痰黏难咳者服用。

**麦冬** + **冰糖**

麦冬补阴虚、清内热，取适量冲泡于水中，再加入同样润肺生津的冰糖，可以增强滋阴润肺的作用。

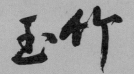

## 玉竹

**生津止渴润肺燥**

玉竹味甘多脂，质柔而润，长于养阴，补而不腻，故适用于内热耗伤肺胃阴液的病症。它养阴润肺的功效，与天冬、麦冬相似，但天冬能滋肾，麦冬可清心，玉竹则专治肺胃燥热，三者各有所长。

**性味归经** 味甘，性平；归肺、胃经。

**使用剂量** 6 ~ 12 克。

**养生功效** 滋阴润肺，生津养胃。

**临床应用** 用于肺热咳嗽、心烦口渴、容易饥饿、小便频数、自汗、心力衰竭、心绞痛等病症。

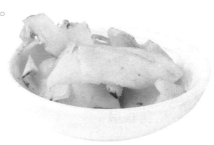

 **用药禁忌**

痰湿气滞、脾虚腹泻者忌服。

---

**常用配伍**

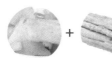

**玉竹** + **沙参**

玉竹甘润，养肺阴；沙参润肺养阴。二者搭配能增强滋肺阴之效，可治阴虚干咳。

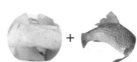

**玉竹** + **鲫鱼**

玉竹生津养胃，鲫鱼补虚温胃，缓和玉竹药性，清胃热而不致寒。二者炖汤，能增强健脾养胃之功效。

**玉竹** + **胖大海**

玉竹滋阴润肺，清泻人体虚火，搭配可解毒利咽的胖大海煎茶饮用，能改善咽喉肿痛、慢性咽炎等病症。

# 解表化痰湿药

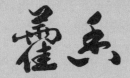

**化湿止呕，发表解暑**

藿香气味芳香，虽辛香而不过散，温煦而不燥烈，善化湿除浊和脾胃，能散表邪而除表证，兼能解除暑邪，为夏季要药，鲜藿香效果尤佳。本品还能治鼻炎，且颇有良效，为临床常用药。

**性味归经** 味辛，性温；归脾、胃、肺经。

**使用剂量** 3～10克。

**养生功效** 化湿醒脾，降浊和中，解暑散邪。

**临床应用** 用于暑湿感冒、胸闷、腹痛、呕吐、腹泻等病症。

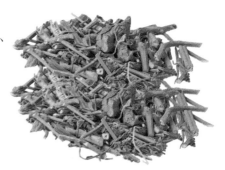

 **用药禁忌**

阴虚火旺者忌用。

## 常用配伍

 +

**藿香**　　**鲫鱼**

藿香性温，属芳香化湿的药材，故能化湿、解暑、止呕，配温中健胃的鲫鱼煲汤，可增强养脾胃、化湿浊。

 +

**藿香**　　**金针菇**

藿香祛表解暑，善治暑湿感冒；金针菇滋养脾胃。二者配伍，可增强健脾胃，缓解暑湿感冒之呕恶。

 +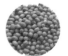

**藿香**　　**绿豆**

藿香化湿醒脾，解暑散邪，搭配性寒凉、善祛暑的绿豆煮汤饮用，能缓和其辛温之性，增强解暑的作用。

# 薄荷

## 发汗散邪通经脉

薄荷为疏散风热的要药，有发汗的作用，主要用于风热表证、身不出汗、头痛目赤等症；如果风寒感冒、身不出汗，也可配合紫苏、羌活等同用。另外，薄荷清利咽喉的作用也很显著，将其研末吹喉，治疗咽喉红肿热痛等病症效果极佳。

**性味归经** 味辛，性凉；归肺、肝经。

**使用剂量** 2 ~ 10 克。

**养生功效** 疏散风热，清利咽喉，透疹。

**临床应用** 用于风热感冒、头痛、目赤、喉痹、口疮、风疹、麻疹、胸胁胀闷。

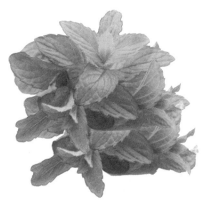

 **用药禁忌**

阴虚血燥体质或汗多表虚者忌食；脾胃虚寒、腹泻便溏者忌多食。

## 常用配伍

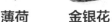

| 薄荷 | 金银花 |
|------|--------|

薄荷疏散风热，金银花清热解毒、散表邪。二药配伍煎茶饮用，可以增强发散风热的功效，还能利咽解毒。

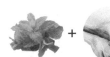

| 薄荷 | 鸭肉 |
|------|------|

薄荷辛凉，善疏外部风热；鸭肉性凉，善清内部之火。二者搭配制作药膳，内外兼顾，表里之热俱清。

| 薄荷 | 鸡肉 |
|------|------|

薄荷辛凉，清表热；鸡肉性温，补脾益气。二者配伍，可缓和薄荷辛凉之力，使热去不留寒。

# 菊花

## 平肝明目疏风热

菊花主要分白菊、黄菊、野菊，都有疏散风热、平肝明目、清热解毒的功效。白菊花味甘，清热力稍弱，长于平肝明目；黄菊花味苦，泄热力较强，常用于疏散风热；野菊花味甚苦，清热解毒的力量很强。

**性味归经** 味甘、苦，性微寒；归肺、肝经。

**使用剂量** 10 ~ 15克。

**养生功效** 疏散风热，明目，清热解毒，平肝阳。

**临床应用** 用于风热感冒、头痛、眩晕、目赤肿痛、头目昏花、疮痈肿毒等病症。

 **用药禁忌**

脾胃虚寒者慎用。

---

**常 用 配 伍**

菊花 ＋ 金银花

菊花清热解毒，配伍清热解毒的金银花煎茶，适合咽喉肿痛、疮疡初起的患者饮用，可帮助透毒外出。

 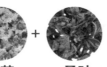

菊花 ＋ 桑叶

二药均疏散风热、清泄肺肝，配伍而用能增强疗效，故外感风热、发热及目赤肿痛等症，常相辅为用。

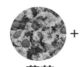 

菊花 ＋ 枸杞子

菊花入肝经，平肝阳、清肝明目；枸杞子滋养肝阴。二药泡茶饮用，可增强平肝潜阳的功效，维护眼睛健康。

# 柴胡

疏肝镇咳抗病毒

柴胡一药，具有既能轻清升散，又能疏泄的特点。既能透表退热、疏肝解郁，又可用于升举阳气。因此，它在临床上是一味既可用于实证，又可用于虚证的药物。由于配伍不同可发挥其各种不同的功效。

**性味归经** 味苦，性平；归心包络、肝、三焦、胆经。

**使用剂量** 3 ~ 10克。

**养生功效** 解表，退热，疏肝解郁，升举阳气。

**临床应用** 用于感冒发热、寒热往来、胸胁胀痛、月经不调、子宫脱垂、脱肛等病症。

**用药禁忌**

肝风内动、肝阳上亢、气机上逆者忌用。

## 常用配伍

**柴胡 + 黄芩**

柴胡有退热作用，善泻外邪；黄芩清热燥湿、泻火解毒，善清里邪。二者搭配，表里双清，能中和效果。

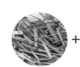

**柴胡 + 枸杞子**

柴胡解肝郁，升阳气，有托举内脏之效，但易造成补阳太过，搭配滋养肝阴的枸杞子则升阳之余制阳亢。

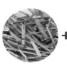

**柴胡 + 黄芪**

柴胡善升举阳气，黄芪益气。二者煎茶饮用，能增强升阳举陷之效，提升人体中气，改善内脏下垂等症。

# 葛根

## 除热生津降血脂

葛根，为豆科植物野葛的干燥根，甘润性平而偏凉，有升散、退热、生津功效。凡邪郁肌表，身热不退，不论口渴与否，有汗与否，都可应用。根据前人经验，葛根还可治项背强痛的病症，近年来经临床实践，本品确有缓解肌肉痉挛的功效。

**性味归经** 味甘、辛，性凉；归脾、胃经。

**使用剂量** 10 ~ 20克。

**养生功效** 解表透疹，生津，止泻。

**临床应用** 用于外感发热头痛、项背强痛、口渴、麻疹不透、泄泻、眩晕、中风偏瘫、胸痹心痛、酒毒伤中等病症。

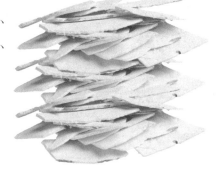

 **用药禁忌**

虚寒者忌用，胃寒呕吐者慎用。

## 常用配伍

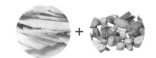

**葛根 ＋ 黄芩**

葛根解肌退热；黄芩为苦寒之物，善清热燥湿、泻火解毒。二药合用，能增强解热功效，清内外之热。

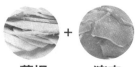

**葛根 ＋ 猪肉**

葛根托毒透疹，猪肉补血、托疮。二者配伍，能加强透毒之效，加上猪肉的补益作用，使透毒而不正虚。

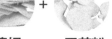

**葛根 ＋ 天花粉**

葛根生津止渴；天花粉清肺胃之燥热，养阴生津以止渴。二者配伍，用于治疗热病口渴。

# 川贝

**润肺止咳，清热化痰**

川贝为川贝母的干燥鳞茎。川贝与浙贝皆属性寒之物，都能清肺化痰而止咳，可用于痰热咳嗽等症。但川贝性凉而有甘味，兼有润肺之功，而清火散结之力则不及浙贝母，故宜用于肺虚久咳、痰少咽燥等症。

**性味归经** 味苦、甘，性微寒；归肺、心经。

**使用剂量** 3 ~ 9 克。

**养生功效** 清热化痰，润肺止咳，散结消肿。

**临床应用** 用于肺虚久咳、虚劳咳嗽、燥热咳嗽、干咳少痰、咳痰带血、肺痈、瘰疬、痈肿、乳痈等病症。

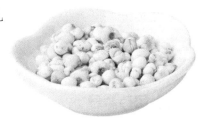

 **用药禁忌**

脾胃虚寒及内有寒痰者慎服；不宜与乌头类药物同用。

## 常用配伍

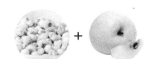

**川贝 + 雪梨**

川贝清热化痰，加上同样润肺化痰的雪梨一同炖煮，可以增强清热润肺的作用，是极好的护肺佳品。

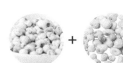

**川贝 + 半夏**

川贝与半夏都止咳化痰，但川贝苦寒清热，主治肺；半夏辛温散寒，主治肺脾。二者一润一燥，各有所长。

**川贝 + 金桔**

川贝微寒，化痰止咳；金桔甘温，理气解郁，化痰。二者搭配，一温一寒，可中和药性，增强化痰止咳之效。

# 桔梗

## 润肺止咳排脓痰

桔梗辛开苦泄，宣肺祛痰。如外感咳嗽，常配合解表药同用。外感风寒者，可与荆芥、防风、紫苏叶、杏仁等配伍；外感风热者，可与前胡、牛蒡子、菊花、桑叶等配伍应用。

**性味归经** 味苦、辛，性平；归肺经。

**使用剂量** 3 ~ 10克。

**养生功效** 宣肺，利咽，祛痰，排脓。

**临床应用** 用于咳嗽痰多、胸闷不畅、咽痛音哑、肺痈吐脓等病症。

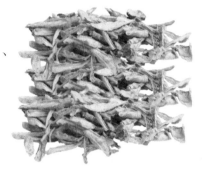

 **用药禁忌**

用量过大易致恶心；呕吐、眩晕者忌服。

## 常用配伍

 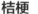 +

桔梗　　　川贝

桔梗与川贝都有润肺化痰的作用，功效相似的同类药物合用后，可以起协同作用而增强原有药物的疗效。

 +

桔梗　　　鱼腥草

桔梗祛痰排脓，搭配清热解毒、消肿疗疮的鱼腥草可增强排脓解毒的作用，肺痈者可用二者煎茶饮用。

 +

桔梗　　　甘草

桔梗宣通肺气，祛痰排脓；生甘草解毒泻火，润肺祛痰。二药配伍，可增强宣肺祛痰、解毒利咽之效。

# 苦杏仁

## 止咳平喘润肠道

苦杏仁苦泄降气而止咳，质润多油，故又有润肠通便之功，应用时可与大麻仁、栝楼等润肠药配伍。苦杏仁与甜杏仁功用不同，在临床应用上一般认为它们的区别是：苦杏仁性属苦泄，长于治咳喘实证；甜杏仁偏于滋润，多用于肺虚久咳。

**性味归经** 味苦，性微温；归肺、大肠经。

**使用剂量** 5 ~ 10克。

**养生功效** 止咳平喘，润肠通便。

**临床应用** 用于咳嗽、气喘、痰多、肠燥便秘等病症。

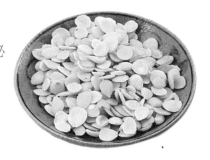

 **用药禁忌**

本品有小毒，故用量不宜过大，婴儿慎服。

## 常用配伍

 +

苦杏仁　紫苏子

苦杏仁为治疗咳嗽要药；紫苏子降气消痰、止咳平喘。两药配伍，能增强化痰止咳，收敛肺气而平喘之效。

 +

苦杏仁　牛奶

苦杏仁质润多油，能润肠通便；牛奶可补虚损、益肺胃、生津润肠。二者搭配食用增强通便之功。

 +

苦杏仁　菊花

苦杏仁功善止咳平喘；菊花善疏风清热。二者搭配煎茶饮用，可治疗外感风热引起的咳嗽、咳痰等病症。

# 活血化瘀药

# 丹参

### 活血祛瘀，通经止痛

古人有"一味丹参，功同四物"之说。丹参活血祛瘀作用非常广泛，尤以治疗胸胁疼痛、症瘕结块，对月经不调、闭经、痛经具有良效。又因其药性寒凉，对血热瘀肿病症尤为适宜。

**性味归经** 味苦，性微寒；归心、肝经。

**使用剂量** 10 ~ 15 克。

**养生功效** 活血祛瘀，通经止痛，清心除烦。

**临床应用** 用于胸痹心痛、脘腹胁痛、热痹疼痛、心烦不眠、月经不调、痛经、闭经、疮疡肿痛等病症。

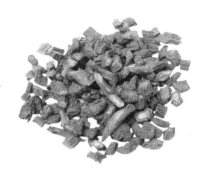

 **用药禁忌**

月经过多者及孕妇慎用。

## 常用配伍

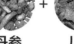

**丹参** + **川芎**

两药同为活血调经要药，均能活血行气、化瘀止痛，配伍而用，效果更佳，且川芎性温能缓和丹参的寒性。

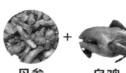

**丹参** + **乌鸡**

丹参善通经止痛，乌鸡善滋阴清热、补肝益肾。二者搭配制作药膳，可增强调经理血的作用。

**丹参** + **葛根**

丹参活血化瘀，行血止痛；葛根发表解肌，通行血脉。二者配伍，丹参因葛根而化瘀增，葛根因丹参而行血强。

# 川芎

## 活血行气止疼痛

川芎辛温香燥。古人谓川芎为血中之气药，走而不守，既能行散，上行可达巅顶；又入血分，下行可达血海。本品活血祛瘀作用广泛，适宜瘀血阻滞的各种病症，还能祛风止痛，效用甚佳，可治头风头痛、风湿痹痛等症。

**性味归经** 味辛，性温；归肝、胆、心包经。

**使用剂量** 3~9克。

**养生功效** 活血行气，祛风止痛。

**临床应用** 用于胸痹心痛、胸胁刺痛、跌扑肿痛、月经不调、闭经、痛经、腹痛、头痛、风湿痹痛等病症。

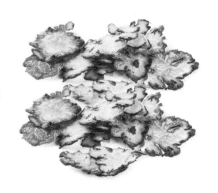

 **用药禁忌**

阴虚火旺、多汗、热盛及无瘀之出血症忌用，孕妇慎用。

## 常用配伍

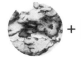

| 川芎 + 柴胡 | 川芎 + 天麻 | 川芎 + 人参 |
|---|---|---|

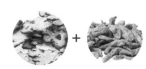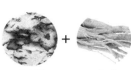

川芎活血行气、止痛；柴胡苦辛微寒，疏肝气、解郁闷。两药配伍而用，能增强行气活血之功。

川芎有行气开郁、祛风止痛的功效；天麻能熄风定惊。二者配伍而用，能增强祛风之效，止头风、头痛。

川芎与人参合用，有扶助正气、活血化瘀的双重作用。补气之人参与活血之川芎配伍能抗心肌缺血。

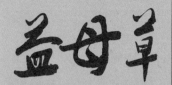

# 益母草

## 活血调经消水肿

益母草属植物益母草的全草，夏季开花，因有活血调经之功效，能治各种妇女血瘀之症，为妇科常用要药，尤善于治产后恶露不尽、瘀滞腹痛，可祛瘀生新，故有益母之号。益母草还能利水消肿、凉血消疹，均可单味独用。

**性味归经** 味辛、苦，性微寒；归心、肝、膀胱经。

**使用剂量** 3 ~ 30 克。

**养生功效** 活血祛瘀，利尿消肿，清热解毒。

**临床应用** 用于月经不调、胎漏难产、产后血晕、瘀血腹痛、崩漏、尿血、便血、痈肿疮疡等病症。

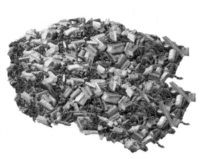

 **用药禁忌**

孕妇慎用。

## 常用配伍

 +

**益母草　　大枣**

益母草活血调经，大枣益气养血。二者配伍，能增强活血之效，大枣能缓和益母草的寒性，祛瘀而不血虚。

 +

**益母草　　薏苡仁**

益母草清热利尿，薏苡仁利水。二者配伍，能增强利水祛湿之功，维护肾脏功能，去湿气，去积滞。

 +

**益母草　　鸡血藤**

益母草活血祛瘀，鸡血藤行血补血。二者配伍使用，能活血补血，可治疗血瘀挟虚之痛经、闭经等症。

# 红花

**活血通经散瘀痛**

红花辛散温通，少用活血，多用祛瘀，为治瘀血阻滞之要药，尤为妇女调经常用之品。本品又可用于麻疹出而复收，或热郁血滞、斑疹色淡难透，取其活血祛瘀以化滞，可与当归、紫草、大青叶等活血凉血、泄热解毒之品配伍。

**性味归经** 味辛，性温；归心、肝经。

**使用剂量** 3 ~ 10 克。

**养生功效** 活血通经，祛瘀止痛。

**临床应用** 用于闭经、痛经、恶露不行、胸痹心痛、瘀滞腹痛、胸胁刺痛、跌扑损伤、疮疡肿痛等病症。

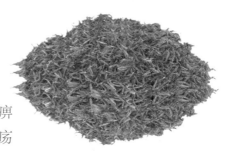

 **用药禁忌**

孕妇及月经过多者忌服。

## 常用配伍

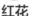 

**红花** + **桃仁**

红花善活血祛瘀、通经止痛；桃仁甘润苦降，善活血祛瘀、润肠通便。两药配伍，增强活血祛瘀之效。

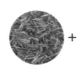 

**红花** + **猪心**

红花活血祛瘀、通血脉，猪心补虚、养心补血。二者配伍可增强活血之力，通化心脉，有益冠心病患者。

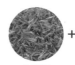 

**红花** + **牛膝**

红花、牛膝均为活血祛瘀常用药，牛膝补肝肾、强筋骨。二者配伍，增强活血通经之功，养护腰脊健康。

# 清热解毒药

## 金银花

### 清热解毒散风热

金银花初开为白色，后转为黄色，因此得名金银花。金银花既能清气分热，又能清血分热，且在清热之中又有轻微宣散之功。此外，金银花清热解毒作用颇强，在外科中为常用之品，一般用于有红肿热痛的疮痈肿毒。

**性味归经** 味甘，性寒；归肺、胃、大肠经。

**使用剂量** 10 ~ 20 克。

**养生功效** 清热解毒，疏散风热。

**临床应用** 用于痈肿疔疮、喉痹、丹毒、热毒血痢、风热感冒、温病发热等病症。

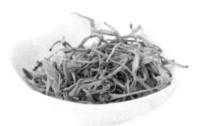

 **用药禁忌**

脾胃虚寒、气虚疮疡脓清者不宜服。

## 常用配伍

 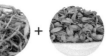

金银花 ＋ 连翘

金银花甘寒香散，清透解毒力强；连翘善于散血结，素有疮家圣药之称。两药相配伍能增强透疮毒之功。

金银花 ＋ 水鸭

金银花善疏外热；水鸭善清里热，养阴。二者搭配炖汤食用，表里热毒同清，还能滋阴治阳亢之症。

金银花 ＋ 黄芪

金银花清热解毒，治痈肿疮毒；黄芪托毒生肌。二者配伍，能增强解毒除疮之效，还能加速疮口愈合。

# 胖大海

## 利咽解毒去暑热

胖大海为梧桐科植物胖大海的干燥成熟种子，能清肺热，同时有润燥通便的功效。用于治疗热结便秘，可单用炮汁饮服，但只适用于轻症，重症尚须配合适宜的清热泻下药同用。对热结便秘引起的头痛、目赤、轻度虚热等症，亦有效果。

**性味归经** 味甘，性寒；归肺、大肠经。

**使用剂量** 2～3枚。

**养生功效** 清热解毒，利咽消肿，清肠通便。

**临床应用** 用于肺热声哑、干咳无痰、咽喉干痛、热结便秘、头痛目赤等病症。

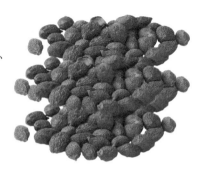

 **用药禁忌**

脾虚便溏者忌服。

## 常用配伍

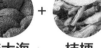

**胖大海** ＋ **桔梗**

胖大海清肺化痰、利咽开音；桔梗祛痰利咽。二者配伍能增强利咽之效，适宜肺热咳嗽、咽痛音哑等症。

**胖大海** ＋ **蜂蜜**

胖大海与蜂蜜均能通利大便，胖大海清肠，蜂蜜润肠。二者配伍，清润兼顾，肠热、肠燥便秘者均可服用。

**胖大海** ＋ **菊花**

胖大海解毒利咽，菊花可疏散外部风热。二者配伍，可增强清热解毒之效，对外感咳嗽患者有益。

# 决明子

### 清肝明目降血压

决明子为豆科一年生草本植物决明或小决明的干燥成熟种子。目赤肿痛、羞明多泪等病症，是肝火上扰或风热上壅头目所致。决明子既能清泄肝胆郁火，又能疏散风热，为治目赤肿痛要药。此外，决明子还有润肠通便作用，能治疗大便燥结。

**性味归经** 味甘、苦，性微寒；归肝、肾、大肠经。

**使用剂量** 10 ～ 15 克。

**养生功效** 清肝明目，润肠通便。

**临床应用** 用于目赤涩痛、怕光多泪、头痛、眩晕、视物不清、大便秘结等病症。

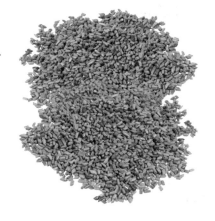

 **用药禁忌**

脾虚便溏及低血压者忌服。

## 常用配伍

 +

**决明子** **龙胆草**

决明子清肝，龙胆草苦寒清肝火。两药配伍，可增强清肝之功，不仅可以清肝火，还能清泻肝经的湿热。

 +

**决明子** **菊花**

决明子清肝明目，菊花平肝阳。二者配伍清肝、平肝，适用肝阳上亢、肝火旺盛引起眩晕、耳鸣的患者。

 +

**决明子** **牡蛎**

决明子清肝降压，牡蛎滋阴潜阳。二者搭配，加强平肝阳之效，能帮助肝阳上亢的高血压患者稳定血压。

# 板蓝根

凉血利咽解热毒

板蓝根为十字花科菘蓝属菘蓝的干燥根，为常用中药材，具有清热解毒的功能。现代研究证明本品可治流行性感冒、急性传染性肝炎等。

**性味归经** 味苦，性寒；归心、胃经。

**使用剂量** 9 ~ 15克。

**养生功效** 清热解毒，凉血利咽。

**临床应用** 用于发热咽痛、温毒发斑、痄腮、烂喉丹痧、大头瘟疫、丹毒、痈肿等病症。

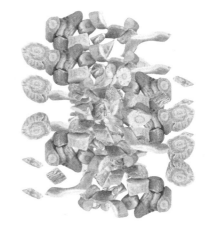

 **用药禁忌**

脾胃虚寒者慎服。

---

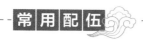 常用配伍

 +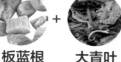

**板蓝根**　　**大青叶**

板蓝根与大青叶源于同一种植物，善清热凉血。二者配伍使用，能增强疗效，更好地缓解各类温毒病症。

 +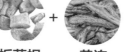

**板蓝根**　　**黄连**

板蓝根清热，黄连泻火。两药同归心经，配伍能增强泻心火之效，心开窍于舌，有益于口舌生疮的患者。

 +

**板蓝根**　　**丝瓜**

板蓝根以解毒、利咽、散结见长，丝瓜清热解毒。二者配伍而用，对于上火引起的咽喉肿痛有一定的疗效。

# 夏枯草

## 清火明目散肿结

夏枯草能清泄肝火，为治肝火上炎所致的目赤、头痛、头晕的要药，还可用于肝气郁结，久而化火，痰火结郁而成的瘰疬痰核，为治疗瘰疬结核属痰火者的一味常用药物，长期服用有一定效果。

**性味归经** 味苦、辛，性寒；归肝、胆经。

**使用剂量** 10 ~ 15 克。

**养生功效** 清肝明目，散结消肿。

**临床应用** 用于目赤肿痛、头痛、眩晕、瘰疬、瘿瘤、乳痈、乳房胀痛等病症。

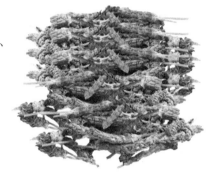

 **用药禁忌**

脾胃寒弱者慎用。

---

**常用配伍**

夏枯草　　　菊花

夏枯草清肝火、平肝阳，菊花清热凉肝。二者合用清肝、凉肝、平肝，用于治疗肝火上炎、目赤肿痛、头痛。

 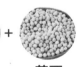

夏枯草　　　黄豆

夏枯草清肝、散结、利尿，黄豆润燥消水、清热解毒。二者配伍，增强利尿之效，于心脏病引起的水肿有益。

夏枯草　　　海带

夏枯草散结消肿，海带软坚化痰。二者配伍，对于时常觉得咽喉有异物吞之不下的梅核气有一定的疗效。

# 黄连

## 清热燥湿泻火毒

黄连因其根茎呈连珠状且色黄而得名，为毛茛科植物黄连、三角叶黄连和云连的干燥根茎。黄连为泻火解毒要药，对热病高热、心火亢盛有良好的疗效。另外，本品清热燥湿的作用也很强。

**性味归经** 味苦，性寒；归心、肝、胃、大肠经。

**使用剂量** 2 ~ 10克。

**养生功效** 清热燥湿，泻火解毒。

**临床应用** 用于湿热腹胀、呕吐、泻痢、黄疸、高热神昏、心火亢盛、心烦不寐、心悸不宁、牙痛、湿疹等病症。

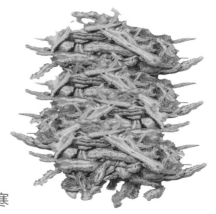

 **用药禁忌**

本品大苦大寒，过服久服易伤脾胃，脾胃虚寒者忌用；阴虚津伤者慎用。

## 常用配伍

 +

**黄连** + **吴茱萸**

黄连苦寒，清热燥湿、泻火；吴茱萸辛苦而热，燥湿、调理肝脏。两药配伍，可治疗肝火旺盛引起的诸症。

 +

**黄连** + **大黄**

黄连清热解毒，泻大肠经之火；大黄泻下攻积、清热泻火。两药相配伍，能增强通便、排肠毒的作用。

 +

**黄连** + **莲子心**

黄连苦寒，泻心火，配伍善清心火的莲子心，能增强清心安神的作用，缓解口舌生疮、心烦失眠等病症。

# 利尿泻下药

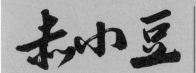

**利尿消肿解小毒**

赤小豆性平善于下行，通利水道，使水湿下泄而消肿，故适用于水肿胀满、脚气等症。清热、利湿、退黄的作用使之还可用于湿热黄疸轻症。本品还能消肿排脓，故可用于疮疡肿毒之症，内服或研末外敷均可。

（**性味归经**）味甘、酸，性平；归心、小肠经。

（**使用剂量**）9～30克。

（**养生功效**）利水消肿，解毒排脓。

（**临床应用**）用于水肿、脚气、产后缺乳、腹泻、黄疸、小便不利、痔疮、肠痈等病症。

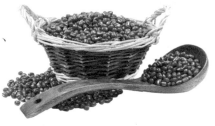

 **用药禁忌**

尿多之人不宜食用，主要是由于赤小豆具有利水的功能。

## 常用配伍

 ＋

**赤小豆**　　**冬瓜**

赤小豆可消水肿、解热毒；冬瓜利尿，含钠较低。两者配伍，可适用于急性肾炎水肿尿少者。

 ＋

**赤小豆**　　**黄鸭**

黄鸭具有丰富的营养，黄鸭赤豆汤具有补中益气、利水消肿的功效。民间用于治疗营养不良性水肿。

 ＋

**赤小豆**　　**当归**

赤小豆利水消肿，当归活血化瘀。二者配伍渗湿清热，活血行瘀，热去湿除出血自止，适用于湿热便血。

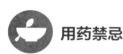

# 薏苡仁

## 健脾利湿排脓毒

薏苡仁甘淡微寒，具有渗湿、健脾两大功能。其利水渗湿以治小便不利，除湿利痹以治湿滞痹痛，且能健脾止泻，又有排脓消痈之效，性属和平，渗而不峻，补而不腻，乃清补淡渗之品。唯药力和缓，且质地较重，故用量须适量加大。

**性味归经** 味甘、淡，性微寒；归脾、肾、肺经。

**使用剂量** 9～30克。

**养生功效** 利水渗湿，健脾止泻，清热排脓。

**临床应用** 用于水肿、脚气、小便不利、脾虚泄泻、肺痈、肠痈等病症。

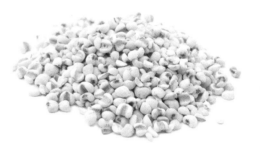

🥣 **用药禁忌**

脾虚无湿、大便燥结者及孕妇慎服。

---

## 常用配伍

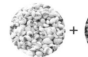 +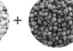

**薏苡仁** **绿豆**

薏苡仁利水消肿、健脾去湿；绿豆性寒善清热，消暑、利水。二者配伍，可增强祛湿功能，夏季消暑良品。

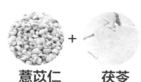

**薏苡仁** **茯苓**

薏苡仁与茯苓都能利水渗湿，两者相配可增强利水作用，兼清热，能治疗湿热内停。

 +

**薏苡仁** **鱼腥草**

薏苡仁清热排脓，搭配善除脓痈的鱼腥草煎茶饮用，增强泻热排毒之效，适合肺痈及肠痈者饮用。

# 车前子

**清热明目祛痰湿**

车前子甘寒清热，性专降泻，故能通利水道、渗湿泻热，为利小便、治淋通之要药；小便利则清浊分，大便实则泻得止，故车前子又能渗湿而止泻；其入肝而清热，可治目赤肿痛；其入肺而祛痰，咳嗽痰多亦可治疗。

**性味归经** 味甘，性寒；归肾、肝、肺经。

**使用剂量** 5 ~ 15克。

**养生功效** 利水通淋，渗湿止泻，清肝明目，清热化痰。

**临床应用** 用于小便不利、白带异常、暑湿泻痢、咳嗽痰多、目赤肿痛、头目昏花、迎风流泪等症。

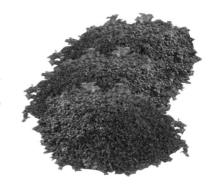

 **用药禁忌**

凡内伤劳倦、阳气下陷、肾虚精滑及内无湿热者慎服。

**常用配伍**

**车前子 + 白茅根**

车前子清热利水通淋，白茅根清热利尿。二者配伍，增强利水通淋之效，治疗水湿内停之小便不利。

**车前子 + 白术**

车前子利水而止泻，白术健脾益气而燥湿。二者合用，能增强止泻之功，适用于脾虚泄泻、小便短少者。

**车前子 + 猪腰**

车前子能调小便，猪腰能调节人体肾脏功能，配合车前子煲汤食用，可增强肾的气化功能，调理小便。

# 番泻叶

## 泻热利尿润肠道

番泻叶性寒味苦，质黏而润滑，能进入大肠经泻积热而润肠燥，故用于治疗热结便秘。但服量不宜过大，过量则有恶心、呕吐、腹痛等不良反应，一般配木香、藿香等中药同用，可减少此弊。

**性味归经** 味甘、苦，性寒；归大肠经。

**使用剂量** 2 ~ 6克。

**养生功效** 泻热通便，消积健胃。

**临床应用** 用于积滞腹胀、便秘、腹痛、水肿胀满等病症。

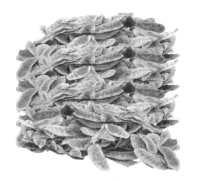

 **用药禁忌**

妇女哺乳期、月经期和孕妇忌用；本品剂量过大，可致恶心、呕吐、腹痛等，故不宜过量服用。

## 常用配伍

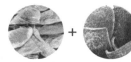

**番泻叶** + **陈皮**

番泻叶通大便，但易引起恶心、腹痛；陈皮燥湿化痰、理气健脾。二者配伍，能防止番泻叶因大寒伤胃。

 +

**番泻叶** + **大腹皮**

番泻叶善泻热通便，大腹皮善行气利水。二药配伍，能增强通便之力，还能治疗虫积腹痛和水肿腹胀。

 +

**番泻叶** + **党参**

番泻叶是治疗便秘要药，但身体虚弱者常服会使身体更虚弱，必须搭配滋补气血的党参同服，使泻而不虚。

# 养心安神药

## 酸枣仁

### 安神敛汗益心肝

酸枣仁味酸性平，善养心益肝，为治虚烦不眠的要药。前人有"熟用治不眠，生用治好眠"之说，经临床实践，本品不论生用或炒用，都有良好的镇静、催眠的功效。

 **性味归经** 味甘、酸，性平；归心、肝、胆经。

**使用剂量** 9 ~ 15 克。

**养生功效** 养心益肝，安神敛汗。

**临床应用** 用于虚烦不眠、惊悸多梦、体虚多汗、津伤口渴等病症。

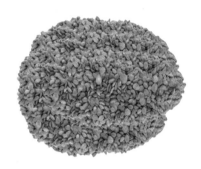

🥣 **用药禁忌**

凡有实邪郁火及患有滑泄症者慎服。

---

**常用配伍**

 +

酸枣仁　　　菠菜

酸枣仁宁心安神、养肝、敛汗，菠菜养血止血、敛阴。二者配伍不仅能增强补血养心的作用，还可明目。

 +

酸枣仁　　　甲鱼

酸枣仁养心敛汗，甲鱼滋补肝肾、退热除烦。二者配伍能增强安神之效，适宜更年期易烦躁的女性服用。

 +

酸枣仁　　　茯苓

酸枣仁养肝血而安心神，茯苓补益心脾而安心神。二者合用适用于心神失养之心悸、失眠患者。

# 灵芝

## 养心轻身抗衰老

作为拥有数千年药用历史的中国传统珍贵药材，灵芝具有很高的药用价值，经过科研机构数十年的现代药理学研究证实，灵芝具有强身健体之效。

**性味归经** 味甘，性平；归肺、心、脾、肾经。

**使用剂量** 10 ~ 15 克。

**养生功效** 镇静安眠，安定心神。

**临床应用** 用于心神不宁、失眠、心悸、肺虚咳喘、虚劳气短、不思饮食等病症。

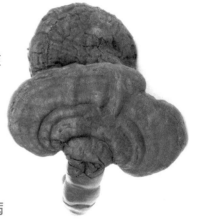

 **用药禁忌**

病人手术前后一周内忌服，或正在大出血的病人忌服。

## 常用配伍

 +

**灵芝** **鹌鹑蛋**

灵芝安养心神，鹌鹑蛋补益气血。二者配伍增强补养心神之效，适宜神经衰弱型失眠患者服用。

 +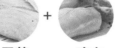

**灵芝** **鸡肉**

灵芝安眠健体；鸡肉温补，健脾养胃。二者搭配，增强补益气血之效，病后体虚、血气不足者可常食用。

 +

**灵芝** **黑木耳**

灵芝补气血；黑木耳益气凉血，可增强灵芝补益作用，使补血而不致血瘀。两药配伍制作药膳可降血压。

# 柏子仁

## 养心安神通大肠

柏子仁为柏科植物侧柏的种仁，有养心安神、滋养阴血之功效，常与酸枣仁、生地等药治疗血不养心、虚烦不眠之症。此外，柏子仁质地滋润，有润肠之功，故可用于阴虚、年老、产后等肠燥便秘之症，临床多配合大麻仁、胡桃肉等同用。

**性味归经** 味甘，性平；归心、肾、大肠经。

**使用剂量** 3 ~ 10 克。

**养生功效** 养心安神，润肠通便，止汗。

**临床应用** 用于虚烦失眠、心悸怔忡、肠燥便秘、阴虚盗汗等病症。

 **用药禁忌**

便溏及痰多者忌服。

## 常用配伍

柏子仁　＋　酸枣仁

柏子仁平补润燥、养心安神；酸枣仁有助于睡眠，养心安神。二者配伍，治疗心血不足引起的失眠。

柏子仁　＋　苦杏仁

柏子仁质地滋润能润肠道，苦杏仁质润多油能润肠通便。两药配伍，可增强润肠除燥之效，治疗便秘。

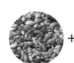

柏子仁　＋　猪心

柏子仁入心经而能养心安神，猪心能补养心血而助眠。二者搭配，能更好地补养心神，提高睡眠的质量。

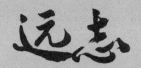

# 远志

## 安神益志祛痰湿

远志为远志科植物远志的干燥根，最早记载于《神农本草经》，被列为上品，并被视为养命要药。本品豁痰开窍，治疗痰迷神昏，宁心安神，促使痰涎排出，以治咳嗽、咳痰不爽。对于疮痈初起之症，用远志加黄酒外敷于患处，有消痈之功。

**性味归经** 味辛、苦，性温；归心、肾、肺经。

**使用剂量** 3～9克。

**养生功效** 安神益志，祛痰开窍，消肿。

**临床应用** 失眠多梦、健忘惊悸、神志恍惚、咳痰不爽、疮疡肿毒、乳房肿痛等病症。

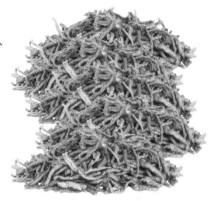

 **用药禁忌**

消化道溃疡及胃炎者慎服。

## 常用配伍

 +

**远志** **天麻**

远志开心气而宁心安神，通肾气而强志；天麻平肝熄风，祛风止痛。两药相配适宜肝阳上亢头痛者服用。

 +

**远志** **半夏**

远志利心窍、逐痰涎，半夏降逆化痰。两药配伍，用于治疗痰阻心窍所致之癫痫抽搐、惊风发狂等症。

  +

**远志** **猪心**

远志入心经，善安神，配合善强心脏功能的猪心，可增强养心之效，多用于治疗心律失常。

# 疏肝理气药

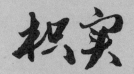

## 积实
### 理气消积散痰结

积实苦而微寒，归脾、胃、大肠经。苦泄力大，行气力强，故积实为破气之药，性沉降而下行，理气除痞，以除胸腹痞满，兼能化痰以开痹，消积以导滞，实乃破气结之峻剂，为治痞满、导积滞之要药。其具升高血压之能，治阴挺、脱肛之用。

**性味归经** 味苦、辛，性微寒；归脾、胃、大肠经。

**使用剂量** 3～10克。

**养生功效** 破气消积，化痰散痞。

**临床应用** 用于积滞内停、腹胀痛、泻痢后重、大便不通、胸痛、脏器下垂等病症。

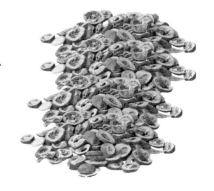

 **用药禁忌**

脾胃虚弱者及孕妇慎服。

## 常用配伍

 +
**积实**　**白术**

积实化痰消积，白术苦补气健脾、燥湿利水。二者配伍补气健脾，消积祛湿，治疗脾虚气滞夹积夹湿。

 +
**积实**　**山楂**

积实善破积滞；山楂消积滞，缓和积实寒性。两药搭配，能健脾开胃，治疗腹胀痛不欲食。

 +
**积实**　**番泻叶**

积实善破气，番泻叶善泻热消积。二者搭配泡茶，可增强行气消积、通便的作用，消除腹胀、便秘。

# 陈皮

## 理气燥湿能补泻

陈皮，中药名，为芸香科植物橘的干燥成熟果皮，"同补药则补，同泻药则泻，同升药则升，同降药则降"。陈皮味辛、苦而性温，气芳香而入肺脾。其辛散行气滞，是肺气壅滞、脾胃气滞的要药；苦温而燥湿，对湿邪困脾有奇功。

**性味归经** 味辛、苦，性温；归脾、肺经。

**使用剂量** 3～9克。

**养生功效** 理气健脾，燥湿化痰。

**临床应用** 用于脘腹胀满、食少吐泻、咳嗽痰多等病症。

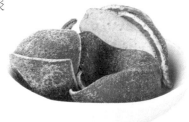

## 用药禁忌

舌红少津、内有实热者慎服。

## 常用配伍

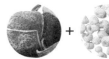 +

**陈皮　　半夏**

陈皮理气健脾、燥湿化痰，半夏亦能燥湿化痰。两药相合，燥湿化痰之力增强，痰湿蕴脾、停肺者可服用。

 +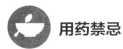

**陈皮　　白术**

陈皮燥湿而能健脾开胃，与白术配合应用，既能增强健脾理气的作用，又可使补而不滞，防止气壅作胀。

 +

**陈皮　　生姜**

陈皮能调和脾胃、化痰湿、止呕恶，生姜温化痰湿、醒脾开胃。二者配伍制作药茶，可增强止呕的作用。

# 香附

**行气解郁止疼痛**

香附既能入气分以疏肝理气，为治胁痛、肝胃不和之要药，又能入血分而活血调经，为治月经不调、经行腹痛之上品，故前人誉之为"气病之总司，女科之主帅"。

**性味归经** 味辛、微苦、微甘，性平；归肝、脾经。

**使用剂量** 6～9克。

**养生功效** 理气解郁，止痛调经。

**临床应用** 用于胸胁胀痛、疝气疼痛、乳房胀痛、脘腹胀痛、月经不调、经闭、痛经等病症。

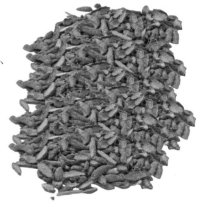

 **用药禁忌**

凡气虚无滞、阴虚血热者忌服。

## 常用配伍

 +

**香附**　**生姜**

香附疏肝理气；生姜散寒止痛、温中止呕。两药相伍，适用于治疗因寒凝气滞、肝气犯胃导致的胃痛。

 +

**香附**　**柴胡**

香附理气解郁，柴胡疏解肝郁。二者搭配，可增强调理肝气之力，舒缓肝郁气滞引起的胸胁、乳房胀痛。

 +

**香附**　**当归**

香附疏肝理气，活血调经，为妇科疾病常用药材；当归善补血活血。二者搭配，可增强调理经血之力。

# 玫瑰花

## 行气和血解肝郁

玫瑰花气味清香，善能疏肝理气解郁，主要适用于肝气郁结、胸闷胁痛及肝胃不和、脘腹胀痛、嗳气等症。本品入血分，具有和血散瘀的作用，能治疗月经不调、损伤瘀血等症。

**性味归经** 味甘、微苦，性温；归肝、胃经。

**使用剂量** 3～6克。

**养生功效** 行气解郁，活血止痛。

**临床应用** 用于肝胃气痛、食少呕恶、月经不调、跌扑伤痛等病症。

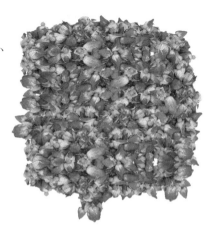

 **用药禁忌**

本品性温，故阴虚火旺或有内实热者忌服。

## 常用配伍

 +

玫瑰花　　黄酒

玫瑰花行气活血、疏解肝郁，黄酒温热善行气。二者配伍制作药茶，能增强活血补血、化瘀止痛的作用。

 +

玫瑰花　　枸杞子

玫瑰花疏肝、活血养颜，枸杞子益肝、滋阴养颜。二者配伍使用，疏肝养肝并举，能有效调经、美颜。

 +

玫瑰花　　香附

玫瑰花功行气、疏肝解郁，搭配疏肝行气的香附煎茶饮用，可治疗肝区胀痛、气滞型月经不调等病症。

# 消食驱虫药

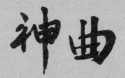

## 消食和胃除食积

神曲能分解谷类食物中的淀粉而起到消化作用，对进食谷类食物引起的消化不良效果较好，尤其适用于外感风寒所致的消化不良。

**性味归经** 味甘、辛，性温；归脾、胃经。

**使用剂量** 6 ～ 15 克。

**养生功效** 消食和胃。

**临床应用** 用于饮食停滞、腹胀、呕吐泻痢、产后瘀血腹痛、小儿腹大坚积等病症。

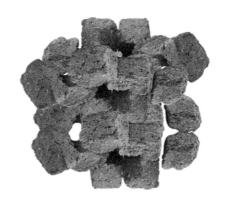

 **用药禁忌**

本品性温，故胃阴虚、胃火盛者不宜用。

## 常用配伍

神曲　　　人参

神曲导胃肠之滞，人参补脾胃之虚。两药配伍，一消一补，消而不耗，补而不滞，可治疗脾虚积滞等症。

 +

神曲　　　茯苓

神曲善健脾开胃，茯苓善健脾渗湿、和中化饮。二药相配，化湿和中，可治疗湿滞中焦引起的呕恶。

 +

神曲　　　大黄

神曲消积，大黄活血化瘀。二药搭配，泻肠胃积滞而止泻痢，治湿热积滞。

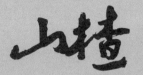
**山楂**

消食化积益脾胃

山楂味酸而甘，消食力佳，为消化食积停滞常用要药，尤能消化油腻肉积。本品还能活血化瘀，用于治疗产后瘀滞腹痛、恶露不尽。

**性味归经** 味酸、甘，性微温；归脾、胃、肝经。

**使用剂量** 9 ~ 12 克。

**养生功效** 消食化积，活血散瘀。

**临床应用** 用于肉食积滞、胃胀、泻痢腹痛、瘀血经闭、产后瘀阻、心腹刺痛、胸痹心痛、疝气疼痛等病症。

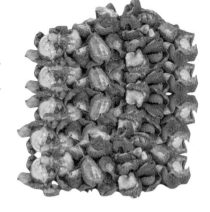

 **用药禁忌**

胃酸过多、脾胃虚弱者慎服。

**常用配伍**

 +

**山楂**　　**麦芽**

山楂消油腻肉积；麦芽消米面食积，和胃。二药配伍消食积，健脾养胃。常炒焦用，与焦神曲并称焦三仙。

 +

**山楂**　　**猪排**

山楂消食化积，猪排补脾健胃。二者搭配制作药膳，一补一消，能增强健运脾胃之功，治疗食积厌食。

 +

**山楂**　　**鸡内金**

山楂消食化积；鸡内金消食开胃、健脾消滞，同样主消肉食。二药配伍，化滞开胃，增强消积食之效。

# 麦芽

## 健脾开胃消肿胀

麦芽可促进食物的消化，尤能消米面食积。麦芽还有回乳之功，凡妇人在婴儿断奶时，可用生麦芽加水煎服；如因乳汁郁积引起乳房胀痛，则用量必须加倍，可收退乳消胀之效。

**性味归经** 味甘，性平；归脾、胃、肝经。

**使用剂量** 10～15克。

**养生功效** 行气消食，健脾开胃，退乳消胀。

**临床应用** 用于食积不消、腹胀痛、脾虚食少、乳汁郁积、乳房胀痛、妇女断乳等病症。

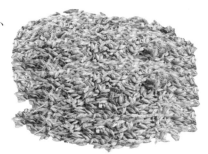

 **用药禁忌**

哺乳期妇女不宜使用。

## 常用配伍

**麦芽** ＋ **山楂**

二药都为消导积滞的常用药。山楂偏治肉食不消，麦芽偏疗面食不消。两药相配，可用于消化不良。

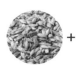 

**麦芽** ＋ **神曲**

二药皆具消食、回乳、消胀之功。麦芽偏行气消食且回乳，神曲偏行气导滞兼回乳。二药相配，脾胃同治。

**麦芽** ＋ **干姜**

麦芽开胃气，助消化，并能回乳；干姜温中，善除里寒，化饮去痰、回阳救逆。二药相配，增强温胃消食之效。

# 槟榔

**驱虫消积促兴奋**

槟榔杀虫作用广泛，可用于多种肠寄生虫病，如绦虫、蛔虫、姜片虫、蛲虫等，治绦虫、姜片虫疗效较佳，尤以驱除猪肉绦虫最有效，可使绦虫全虫瘫痪。同时，本品有泻下作用。

**性味归经** 味苦、辛，性温；归胃、大肠经。

**使用剂量** 6 ~ 15克。

**养生功效** 杀虫消积，行气利水。

**临床应用** 用于绦虫病、蛔虫病、姜片虫病、虫积腹痛、积滞泻痢、水肿、脚气、疟疾等病症。

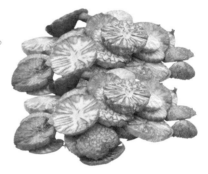

 **用药禁忌**

脾虚便溏及气虚下陷者不宜服用本品。

## 常用配伍

 +

**槟榔** **常山**

槟榔杀虫、行气利水，常山涌吐祛痰。两药相配，寒热并施，有祛痰截疟之功，亦可减少涌吐的不良反应。

 +

**槟榔** **枳实**

槟榔行气消积，有"破气"的功能，配合同样破气消积的枳实，增强消积除胀之功，治疗脘腹胀痛。

 +

**槟榔** **木瓜**

槟榔行气利水，木瓜舒筋活络、和胃化湿。二者相配伍，可增强利水湿、疗肿痛的作用，可治疗脚气疼痛。

# 收敛固精药

## 白果

**止带缩尿敛肺气**

白果能敛肺止咳而定痰喘，适用于咳嗽气急较剧的症状，长于固涩，故可止带浊、缩小便。现代研究表明，白果有通畅血管、保护肝脏、改善大脑功能、润皮肤、抗衰老、治疗老年痴呆症和脑供血不足等功效。

**性味归经** 味甘、苦、涩，性平；归肺、肾经。

**使用剂量** 5～10克。

**养生功效** 敛肺定喘，止带缩尿。

**临床应用** 用于哮喘痰嗽、白带异常、遗精、尿频、无名肿毒、癣疮等病症。

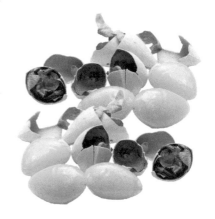

 **用药禁忌**

不可过量服用，咳痰不利者慎服本品。

---

## 常用配伍

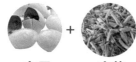

**白果 + 麻黄**

白果敛肺气而定喘，麻黄宣肺散邪以平喘。两药配伍，一收一散，可加强平喘之功，防麻黄耗散肺气。

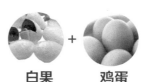

**白果 + 鸡蛋**

白果调经止带；鸡蛋滋阴养血、健运脾胃。二者搭配，可增强收涩、利水湿之力，治疗妇女白带过多。

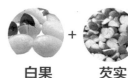

**白果 + 芡实**

白果益肾，止带缩尿；芡实益肾固精、补脾止泻、除湿止带。两药配伍，可治疗遗精、带下、遗尿等病症。

# 莲子

## 益肾固精安心神

莲子能养心宁神，经常食用能让人心气足，能够收敛血液。莲子对女子经期过长、淋漓不尽、不规则子宫出血都有一定的疗效，安全无不良反应；男子精液不能收敛也能通过食用莲子来治疗。

**性味归经** 味甘、涩，性平；归脾、肾、心经。

**使用剂量** 6 ~ 15 克。

**养生功效** 补脾止泻，益肾固精，止带，养心安神。

**临床应用** 用于夜寐多梦、遗精、久痢、虚泻、崩漏、带下等病症。

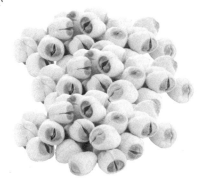

 **用药禁忌**

大便燥结者慎服。

## 常用配伍

**莲子 ＋ 芡实**

二者均为收涩药。莲子养心健脾、涩肠止泻，芡实补脾固肾、涩精止遗。二药配伍，加强固精、止泻作用。

**莲子 ＋ 山药**

莲子补脾收涩而止泻，山药健脾渗湿而止泻。二者配汤，能增强补脾之功，收涩、利湿，一收一利。

**莲子 ＋ 酸枣仁**

莲子善养心安神，酸枣仁善养心益肝。将二者煲粥食用，能增强养心的作用，安定心神，治疗失眠。

# 五味子

## 收敛固精护五脏

五味子味酸收敛，性温而不热不燥，临床上常用于敛肺、止汗、涩精、止泻，都是取其收涩的功效。近年来本品应用范围有所扩展，临床上常用于治疗神经衰弱、失眠等症。

**性味归经** 味酸，性温；归肺、心、肾经。

**使用剂量** 2～6克。

**养生功效** 收敛固涩，益气生津，补肾宁心。

**临床应用** 用于久咳虚喘、遗滑、遗尿、尿频、久泻不止、自汗、盗汗、津伤口渴、气短、内热消渴、心悸、失眠等病症。

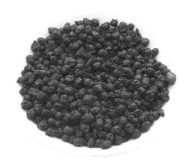

 **用药禁忌**

外有表邪、内有实热、咳嗽初起、麻疹初发者慎服。

## 常用配伍

五味子 ＋ 牡蛎

五味子收敛固涩；牡蛎性微寒，也有收敛固涩作用。二者配伍，能增强固涩的作用，一温一寒，调和药性。

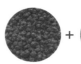

五味子 ＋ 吴茱萸

五味子固涩肠道，达到止泻的目的，配合助阳止泻的吴茱萸，能除体内虚寒，治脾肾虚寒之久泻不止。

五味子 ＋ 干姜

五味子收敛肺气，干姜温肺散寒。两药配伍，一收一散，既可防肺气耗散太过，又可防敛肺遏邪的弊害。

# 桑螵蛸

## 固精缩尿补肾阳

桑螵蛸补肾助阳而偏于收涩，能治肾虚引起的精带不固，也可用于头晕、腰酸等症，还可收缩小便。总体来说，补肾收涩是其主要的效用。

**性味归经** 味甘、咸，性平；归肝、肾经。

**使用剂量** 5 ~ 10 克。

**养生功效** 固精缩尿，补肾助阳。

**临床应用** 用于遗精、小便频数、遗尿、赤白带下、阳痿、早泄等病症。

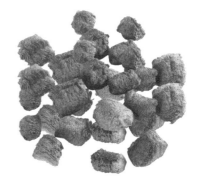

 **用药禁忌**

阴虚火旺或内有湿热者忌服。

---

## 常用配伍

 +

**桑螵蛸　　龙骨**

桑螵蛸补肾助阳、固精缩尿，龙骨敛汗固精、止血涩肠。二者配伍可治疗肾阳虚衰、下元不固之遗精等症。

 +

**桑螵蛸　　金樱子**

二者均有补肾固涩之功。桑螵蛸补益，温肾助阳；金樱子收涩，涩精止遗。二药相伍，补益、固涩之效更强。

 +

**桑螵蛸　　猪肚**

桑螵蛸补肾助阳，猪肚温中补虚。二者搭配制作药膳，能增强补益的作用，适宜虚损日久者补身之用。

# 温里祛寒药

## 肉桂
### 散寒止痛通血脉

肉桂为大热之品，能温中散寒而止痛，故遇虚寒性的脘腹疼痛，单用一味，亦有相当好的功效。肉桂气厚，能下行而补肾阳，又可引火归源，常与附子同用，以治阴寒里盛、肾阳不足的病症。

**性味归经** 味辛、甘，性热；归肾、脾、心、肝经。

**使用剂量** 2～5克。

**养生功效** 补火助阳，散寒止痛，温通经脉。

**临床应用** 用于阳痿宫冷、腰膝冷痛、肾虚作喘、眩晕、心腹冷痛、虚寒吐泻、寒疝腹痛、痛经、经闭等病症。

 **用药禁忌**

阴虚火旺、里有实热、血热出血者及孕妇均忌服；不宜与赤石脂同用。

## 常用配伍

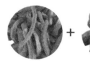

**肉桂 + 附子**

肉桂散寒通脉，附子补火散寒。两药配伍，补火助阳、散寒止痛效果增强，可治疗脾肾阳衰之症。

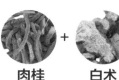

**肉桂 + 白术**

肉桂善温肾暖脾，白术善健脾益气。二者搭配，能增强温中健脾之功，益火补土，祛除脾胃虚寒不适。

**肉桂 + 红糖**

肉桂温通经脉、散寒止痛，红糖止痛行血、活血散寒。二者搭配增强温经散寒之功，适宜寒凝血脉的痛经女性。

# 花椒

## 温中止痛杀蛔虫

花椒味辛大热，善散阴冷，能温中而止痛，暖脾而止泻，还能驱除蛔虫。现代研究表明，少量持续服用本品可促进有关新陈代谢的腺体发育，多量则可促进有关生殖的腺体发育。

**性味归经** 味辛，性温；归脾、胃、肾经。

**使用剂量** 2 ~ 6克。

**养生功效** 温中散寒，除湿止痛，杀虫止痒。

**临床应用** 用于心腹冷痛、呕吐、咳嗽气逆、风寒湿痹、泄泻、痢疾、疝痛、齿痛、蛔虫病、蛲虫病、阴痒等病症。

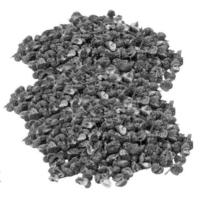

 **用药禁忌**

阴虚火旺者忌服，孕妇慎食，女性月经期不宜服用。

## 常用配伍

 +

花椒　　　胡椒

花椒温中散寒，胡椒也有温中散寒功效。二者配伍共研细粉，外用敷于脐眼，适宜寒凝气滞之痛经。

 +

花椒　　　苦参

花椒除湿杀虫止痒痛；苦参性寒，清热燥湿而杀虫。二者搭配能增强杀虫止痒之功，防止花椒辛温太过。

 +

花椒　　　生姜

花椒散寒止痛，生姜温中散寒。二者搭配增强温中之效，祛除体内寒气，受寒痛经女性于经前煎茶饮用。

# 干姜

## 温中逐寒回阳气

姜分为生姜、煨姜、干姜、炮姜等数种。干姜辛散之性已减，而偏于治里寒之症，故以温中回阳、温肺化痰为主。

**性味归经** 味辛，性热；归脾、胃、心、肺经。

**使用剂量** 3~10克。

**养生功效** 温中回阳，温肺化痰。

**临床应用** 用于心腹冷痛、吐泻、肢冷、寒喘、风寒湿痹、阳虚下血等病症。

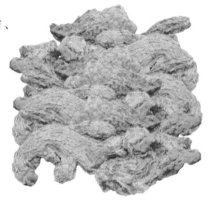

 **用药禁忌**

阴虚内热、血热妄行者忌服；孕妇慎服。

---

## 常用配伍

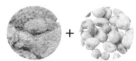

干姜　+　半夏

干姜温中祛寒，半夏燥湿化痰、降逆止呕。二者配伍，可驱逐体内寒气，祛寒功效增强，减弱半夏毒性。

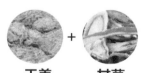

干姜　+　甘草

干姜温中回阳；甘草温中，益脾胃。两药相配伍，辛甘化阳，适用于中焦阳虚有寒之腹泻、呕吐等病症。

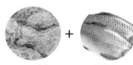

干姜　+　鲢鱼

干姜温中回阳，鲢鱼益气散寒。二者配伍，能增强祛寒温阳之效，冬季食用可以防寒。

第三章

# 名医妙方解读，因病施药安全有效

中医的历史悠久，中药方剂就像是一个"大宝库"，有些绝世妙方被名医在临床实践中使用并逐渐公开，因为历经岁月的沉淀和无数人的验证，它们的功效得到充分认可，在安全性上有一定保障。

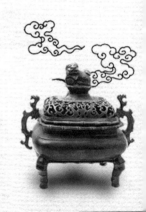

# 呼吸系统病症名方

## 银翘散（丸）

### 药物组成

连翘 30 克　金银花 30 克　薄荷 18 克　牛蒡子 18 克

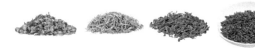

荆芥穗 12 克　淡豆豉 15 克　竹叶 12 克　桔梗 18 克

生甘草 15 克

方中连翘、金银花为君药，疏散风热。薄荷、牛蒡子清利头目；荆芥穗、淡豆豉疏散外邪；均为臣药。芦根、竹叶、桔梗均为佐药。生甘草为使药。

### 功效主治

辛凉透表，清热解毒；适用于感冒后体温升高、微恶风寒、咳嗽咽痛者。

### 现代用法

水煎服，1天1剂，连服7天。

## 玉屏风散

### 药物组成

黄芪 60 克　　白术 60 克

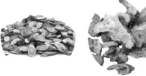

防风 30 克

方中黄芪内可补脾肺之气，外可固表止汗，为君药。白术健脾益气，加强益气固表之力，为臣药。防风为佐药，散风御邪。

### 功效主治

益气、固表、止汗；适用于平时体质虚弱、易被外邪侵袭、无运动而汗出、恶风者。

### 现代用法

上药研末，每天 2 次，每次 6~9克。

# 桂枝汤（冲剂）

方中桂枝为君药，祛在表之风邪。芍药为臣药，益阴收敛。生姜助桂枝辛散表邪，又兼和胃止呕；大枣益气补中，滋脾生津，大枣与生姜共为佐药。炙甘草合桂枝辛甘化阳，合芍药酸甘化阴：均为使药。

## 功效主治

解肌发表，调和营卫；适用于感冒之后恶风发热、有汗出、头痛者。

## 现代用法

水煎服，辅以吃热粥或饮暖水微微发汗，1天1剂，汗出即停用。

## 药物组成

桂枝9克　　芍药9克　　生姜9克

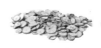  

大枣3枚　　炙甘草9克

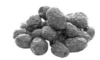 

---

## ①桂枝加葛根汤

**功效主治：** 解肌发表，升津舒经；适用于风寒客于太阳经，营卫不和者，症见感冒恶风发热、头痛等。临床上常用来治疗骨痛、腹胀、腰痛等。

### 药物组成

桂枝汤
+

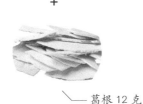

葛根12克

## ②桂枝加厚朴杏子汤

**功效主治：** 解肌发表，降气平喘；适用于本有哮喘而感染风寒者，症见喘息气短、咳嗽、发热等。临床上常用来治疗哮喘、感冒、咳嗽痰多等。

### 药物组成

桂枝汤
+

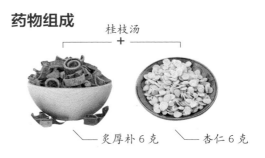

炙厚朴6克　　杏仁6克

# 参苏饮（丸）

方中紫苏叶、葛根为君药，发散风寒，解肌透邪。前胡、半夏、桔梗止咳化痰；陈皮、枳壳理气宽胸；均为臣药。人参益气，茯苓健脾，木香行气；均为佐药。炙甘草为使药。

## 功效主治

益气解表，理气化痰；适用于体虚之人外感风寒，恶寒发热，无汗，头痛，鼻塞，胸膈满闷，气短懒言。

## 现代用法

上药共研为末，每次取12克，用生姜7片，大枣1枚，煎水送服，不拘时。

## 药物组成

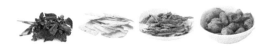

紫苏叶6克　　葛根6克　　前胡6克　　半夏6克

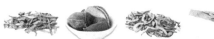

桔梗4克　　陈皮4克　　枳壳4克　　人参6克

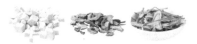

茯苓6克　　木香4克　　炙甘草4克

# 桑菊饮（片）

方中桑叶疏散头目风热，能清宣肺热而止咳嗽；菊花疏散风热，清利头目而肃肺；均为君药。薄荷疏散风热；杏仁肃降肺气；桔梗开宣肺气，共为臣药。连翘透邪解毒；芦根清热生津，共为佐药。生甘草为使药，能调和诸药。

## 功效主治

疏风清热，宣肺止咳；适用于风热感冒初起、体温升高不多、咳嗽、口微渴者。

## 现代用法

水煎服，1天1剂，连服7天。

## 药物组成

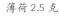

桑叶7.5克　　　菊花3克　　　薄荷2.5克

杏仁6克　　　桔梗6克　　　连翘5克

芦根6克　　　生甘草2.5克

# 苏子降气汤（丸）

方中紫苏子降气平喘、祛痰止咳，为君药。半夏祛湿化痰，降逆；厚朴下气宽胸，除满；前胡祛痰止咳：共为臣药。肉桂温补下元；当归既治咳逆上气又养血补肝润燥，与肉桂共为佐药；炙甘草和大枣为使药。

## 功效主治

降气平喘，祛痰止咳；适用于平时胸膈满闷、喘咳气短、呼多吸少，或腰痛脚弱者。

## 现代用法

加生姜 2 片，苏叶 2克，水煎服，1天1剂，连服7天。

## 药物组成

紫苏子 15 克

半夏 15 克

厚朴 12 克

前胡 15 克

肉桂 12 克

当归 15 克

炙甘草 9 克

大枣 3 枚

# 定喘汤（丸）

方中麻黄宣肺散邪以平喘，白果敛肺定喘而祛痰，共为君药。苏子、杏仁、半夏、款冬花降气平喘，止咳祛痰，共为臣药。桑白皮、黄芩清泄肺热，止咳平喘，共为佐药。甘草调和诸药，为使药。

## 功效主治

宣降肺气，清热化痰；适用于咳喘气急，痰多、质稠色黄者，或微恶风寒者。

## 现代用法

水煎服，1天1剂，连服7天。

## 药物组成

麻黄 9 克

白果 9 克

苏子 6 克

杏仁 4.5 克

半夏 9 克

款冬花 9 克

桑白皮 9 克

黄芩 6 克

甘草 3 克

# 麻杏石甘汤（丸）

## 可治疗感冒、急性支气管炎、支气管肺炎、支气管哮喘等

方中麻黄开宣肺气以平喘，石膏清泄肺热以生津。两药中一药以宣肺为主，一药以清肺为主，且都能透邪于外，合用既能消除病因，又能调理肺的宣发功能，共为君药。杏仁降利肺气而平咳喘，为臣药。炙甘草为使药，既能益气和中，又与石膏相合而生津止渴。

### 药物组成

麻黄 9 克      石膏 18 克

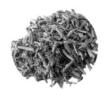 

杏仁 9 克      炙甘草 6 克

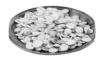 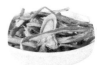

### 功效主治

辛凉疏表，清肺平喘；适用于身热难缓解、咳喘气急，甚至鼻翼翕动、口渴、有汗或无汗者。

### 现代用法

水煎温服，1天1剂，连服7天。

---

# 百合固金汤（丸）

## 可治疗肺结核、慢性支气管炎、支气管扩张引起的咯血等

方中百合滋阴润肺，生地黄、熟地黄滋肾益水，其中生地黄兼能凉血止血，三药共为君药。麦冬协百合以滋阴清热；玄参助二地滋阴益水，以清虚火：共为臣药。当归治咳逆上气，配伍白芍以养血和血；贝母清热润肺：均为佐药。桔梗、生甘草为使药。

### 药物组成

百合12克   生地黄9克   熟地黄9克   麦冬9克

玄参3克   当归6克   白芍6克   贝母6克

桔梗6克   生甘草3克

### 功效主治

滋养肺肾，止咳化痰；适用于平时咳嗽气喘、痰中带血、咽喉燥痛者。

### 现代用法

水煎服，1天1剂，连服7天。

# 养阴清肺汤（丸）

方中重用生地黄，甘寒入肾，养阴清热，为君药。玄参养阴生津，麦冬养阴清肺，共为臣药。丹皮清热凉血消肿，炒白芍益阴养血，贝母润肺化痰，少量薄荷疏表利咽，共为佐药。生甘草为使药。

## 功效主治

养阴清肺，解毒利咽；适用于喉间起白点，如腐烂状，不易拭去，以及咽喉肿痛、初起发热或不发热、鼻干唇燥者。

## 现代用法

水煎服，1天1剂，连服7天。

### 药物组成

生地黄 12 克

玄参 9 克

麦冬 9 克

丹皮 5 克

炒白芍 5 克

贝母 5 克

薄荷 3 克

生甘草 3 克

# 清燥救肺汤

方中重用桑叶，可清透肺中燥热之邪，为君药。煅石膏辛甘而寒，清泄肺热；麦冬甘寒，养阴润肺；共为臣药。人参益胃津、养肺气；胡麻仁、阿胶养阴润肺；杏仁、枇杷叶味苦，降泄肺气：以上均为佐药。甘草为使药。

## 功效主治

清燥润肺；适用于头痛身热、干咳无痰、气喘、咽喉干燥、口渴鼻燥、胸闷者。

## 现代用法

水煎服，1天1剂，连服7天。

### 药物组成

桑叶 9 克

煅石膏 8 克

麦冬 4 克

甘草 3 克

人参 2 克

胡麻仁 3 克

阿胶 3 克

杏仁 2 克

枇杷叶 3 克

# 肠胃病症名方

# 四君子汤（丸）

## 可治疗慢性胃肠炎、胃功能减退、消化不良、低血压等

### 药物组成

人参9克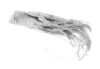

白术9克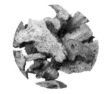

茯苓9克

炙甘草6克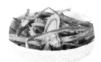

方中人参为君药，甘温益气，健脾养胃。白术是臣药，健脾燥湿；茯苓甘淡为佐药，健脾渗湿。苓术相配，则健脾祛湿之功益著。炙甘草是使药。

### 功效主治

益气健脾；适用于平时面色萎黄无血色、声音低弱、四肢无力，以及常觉气短（活动后加重）、饮食不香、大便溏稀者。

### 现代用法

水煎服，1天1剂，连服7天。

## ①六君子汤

### 可治疗慢性胃炎、慢性支气管炎等

**功效主治：** 益气健脾，和胃化痰；适用于脾胃气虚兼有痰湿者，症见不思饮食、大便溏泻等。常用于治疗慢性胃炎、慢性支气管炎等。

### 药物组成

四君子汤
＋

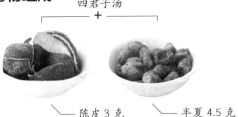

陈皮3克　　　半夏4.5克

## ②香砂六君子汤

### 可治疗慢性萎缩性胃炎等

**功效主治：** 健脾和胃，行气消滞；适用于脾胃气虚兼积滞者，症见胸胁痞闷、呕吐腹泻等。临床上常用于治疗慢性萎缩性胃炎等。

### 药物组成

四君子汤
＋

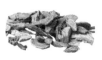 

木香6克　　　砂仁9克

# 参苓白术散（丸）

## 可治疗慢性胃肠炎、贫血、慢性肾炎等属脾虚湿盛

方中人参、白术、白茯苓益气，健脾，渗湿，共为君药。山药、莲子肉能助君药健脾益气，兼能止泻；白扁豆、薏苡仁可助白术、茯苓健脾渗湿：四者均为臣药。砂仁为佐药，醒脾和胃。桔梗宣肺理气，通调水道，补脾益肺；炒甘草健脾和中，调和诸药：两药共为佐使药。

### 功效主治

益气健脾、渗湿止泻。

### 现代用法

水煎服，1天1剂，连服7天。

### 药物组成

人参 15 克 白术 15 克 白茯苓 15 克 山药 15 克

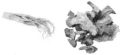  

莲子肉 9 克 白扁豆 12 克 薏苡仁 9 克 砂仁 9 克

桔梗 6 克 炒甘草 9 克

# 补中益气汤（丸）

## 可治疗内脏下垂、久泻、脱肛等属脾胃气虚或中气下陷

方中黄芪为君药，补中益气，升阳固表。人参、炙甘草、白术为臣药，能补气健脾，可增强其补益中气之功。当归养血滋阴，助人参、黄芪补气养血；陈皮理气和胃，使诸药补而不滞：均为佐药。升麻、柴胡共为佐使药。炙甘草为使药。

### 功效主治

补中益气，升阳举陷；适用于平时饮食减少、容易疲倦、少气懒言、面色萎黄者。

### 现代用法

煎服，1天1剂，连服7天。

### 药物组成

黄芪 18 克 人参 6 克 炙甘草 9 克

白术 9 克 当归 3 克 陈皮 6 克

升麻 6 克 柴胡 6 克

# 藿香正气散

方中藿香为君药，解风寒，化里湿，和中止呕。曲半夏、陈皮理气燥湿，和胃降逆；白术、茯苓健脾运湿：均为臣药。大腹皮、厚朴行气化湿；紫苏、白芷辛温发散，助藿香外散风寒，紫苏尚可行气止呕；桔梗宣肺利膈：均为佐药；炙甘草为使药，调和药性。

## 功效主治

解表化湿，理气和中；适用于夏日中暑后恶寒发热、头痛、脘腹疼痛、恶心呕吐者。

## 现代用法

上药研末制作成散剂，每次取9克，生姜、大枣煎汤送服。

## 药物组成

藿香 90 克　曲半夏 60 克　陈皮 60 克　白术 60 克

茯苓 30 克　大腹皮 30 克　厚朴 60 克　紫苏 30 克

白芷 30 克　桔梗 60 克　炙甘草 75 克

# 理中丸

方中干姜为君药，能温脾阳、祛寒邪。人参为臣药，补气健脾。白术为佐药，健脾燥湿。炙甘草是佐药兼使药，助人参、白术益气健脾，还能缓急止痛、调和药性。

## 功效主治

温中祛寒，补气健脾；适用于平时胃腹绵绵作痛、喜温喜按、呕吐、大便稀溏、进食少、畏寒肢冷、口不渴者。

## 现代用法

上药共研细末，炼蜜为丸，每次 1 丸，每天 2~3 次。

## 药物组成

干姜 90 克　　　　人参 90 克

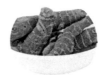 

白术 90 克　　　　炙甘草 90 克

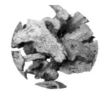 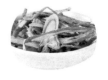

# 保和丸

方中重用山楂为君药，长于消肉食油腻之积。神曲消食健胃，长于化酒食陈腐之积；莱菔子下气消食除胀：同为臣药。半夏、陈皮理气化湿；茯苓健脾利湿；连翘散结以助消积，清解食积所生之热：四药均为佐药。

## 功效主治

消食和胃；适用于平时脘腹胀满疼痛、嗳酸腐之气、呕吐、不欲饮食或腹泻清稀者。

## 现代用法

上药共研为末，水泛为丸，每次6～9克，温开水送下。

### 药物组成

山楂 180 克

神曲 60 克

莱菔子 30 克

半夏 90 克

陈皮 30 克

茯苓 90 克

连翘 30 克

# 半夏泻心汤（丸）

方中以药性辛温的半夏为君药，散结除痞之余，又善降逆止呕。干姜作为臣药，辛热以温中散寒。黄芩、黄连苦寒以泻热开痞，寒热错杂是因为脾虚失运，故方中又以人参、大枣甘温益气，以补脾虚，四药共为佐药。使药为炙甘草，补脾和中而调诸药。

## 功效主治

寒热平调，消痞散结；适用于心下满闷而不痛者，或伴有呕吐、肠鸣、腹泻清稀者。

## 现代用法

水煎服，1天1剂，连服7天。

### 药物组成

半夏 12 克

干姜 9 克

黄芩 9 克

黄连 3 克

人参 9 克

大枣 4 枚

炙甘草 9 克

# 小建中汤（合剂）

方中将甘温质润的饴糖作为君药，温补脾胃，缓急止痛。桂枝温阳气，祛寒邪；芍药养阴，缓肝急，止腹痛：共为臣药。生姜温胃散寒，大枣补脾益气：均为佐药。炙甘草益气和中，调和诸药，是使药。

## 功效主治

温中补虚，和里缓急；适用于腹冷痛难忍、喜温喜按，以及神疲乏力、少气或心悸、四肢酸楚者。

## 现代用法

水煎取汁，兑入饴糖，文火加热融化，1天1剂，连服7天。

## 药物组成

 饴糖 30 克

 桂枝 9 克

 芍药 18 克

 生姜 9 克

 大枣 6 枚

 炙甘草 6 克

# ①黄芪建中汤

**可治疗腹痛、脱肛、自汗、消化不良等**

**功效主治：** 温中补气，和里缓急；适用于阴阳气血俱虚者，症见腹痛突发、疼痛难忍、面色萎黄或苍白、心悸气短、自汗、盗汗等。

## 药物组成

小建中汤
+

└ 黄芪 15 克

# ②当归建中汤

**可治疗产后腹痛、痛经等**

**功效主治：** 温补气血，缓急止痛；适用于产后虚弱、腹中疼痛不已，或小腹抽痛甚至放射至腰背部不能饮食者。

## 药物组成

小建中汤
+

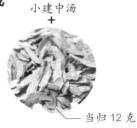

└ 当归 12 克

# 清胃散（丸）

方中用苦寒泻火的黄连为君药，可清泻胃腑之热。生地黄凉血滋阴；牡丹皮凉血清热；升麻清热解毒，清透郁火：共为臣药。当归养血活血，以助消肿止痛，为佐药。升麻还兼为使药。

## 功效主治

清胃凉血；适用于牙痛牵引头痛、面颊发热、牙齿喜冷恶热者，或出血、牙龈红肿溃烂、口气热臭者。

## 现代用法

水煎服，1天1剂，连服7天。

**药物组成**

黄连6克　　生地黄6克　　牡丹皮9克

升麻9克　　当归6克

# 二陈汤（丸）

方中半夏辛温性燥，燥湿化痰，和胃降逆，为君药。橘红为臣药，既可理气行滞，又能燥湿化痰。白茯苓为佐药，健脾渗湿，除生痰之源。煎时加生姜，既能制半夏之毒，又能协助半夏化痰降逆。炙甘草为使药。

## 功效主治

燥湿化痰，理气和中；适用于平时咳嗽痰多、恶心呕吐、胸闷、肢体困重或头眩心悸者。

## 现代用法

加生姜7片，乌梅1个，水煎服，1天1剂，连服7天。

**药物组成**

半夏15克　　　　橘红15克

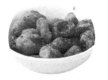 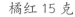 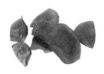

白茯苓9克　　　炙甘草4.5克

# 大承气汤（颗粒）

## 可治疗急性单纯性肠梗阻、粘连性肠梗阻、幽门梗阻等

方中酒大黄苦寒通降，泻热通便，为君药。芒硝咸寒润降，泻热通便，软坚润燥以除燥屎，作为臣药。硝、黄配合，相须为用，增强泻下热结之功。炙厚朴、炙枳实作为佐药，下气除满。

### 功效主治

峻下热结；适用于大便不通、腹痛拒按、按之可触及硬物，甚至潮热或腹泻清水者。

### 现代用法

水煎服，先煎炙厚朴、炙枳实，后下大黄，煎好的药汤冲服芒硝，1天1剂，便通即止。

### 药物组成

酒大黄 12 克　　芒硝 9 克

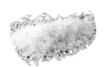

炙厚朴 24 克　　炙枳实 12 克

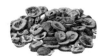

# 麻子仁丸

## 可治疗体虚者及老人肠燥便秘、痔疮术后便秘等属胃肠燥热

方中麻子仁质润多脂，润肠通便，作为君药。杏仁上肃肺气，下润大肠；芍药养血敛阴：共为臣药。大黄、炙枳实、炙厚朴除胃肠燥热，共为佐药。蜂蜜助麻子仁润肠通便，可缓和小承气汤攻下之力，为使药。

### 功效主治

润肠泄热，行气通便；适用于胃肠燥热、大便干结但小便频数者。

### 现代用法

上药研为末，炼蜜为丸，每次9克，每天 1~2 次，温开水送服，便通可停。

### 药物组成

麻子仁 500 克　杏仁 250 克　芍药 250 克

大黄 500 克　炙枳实 250 克　炙厚朴 250 克

# 四神丸

方中重用补骨脂，补命门之火以温养脾土，为君药。肉豆蔻温中涩肠，与补骨脂相伍，既可增温肾暖脾之力，又能涩肠止泻，为臣药。吴茱萸温脾暖胃以散阴寒，五味子固肾涩肠，二者同为佐药。

## 功效主治

温肾暖脾，固肠止泻；适用于不思饮食、食不消化、久泻不愈、腰酸肢冷者。

## 现代用法

加大枣50枚、生姜120克，先煎取枣肉，余药研末为丸。每次9～12克，每天2次。

### 药物组成

补骨脂 120 克    肉豆蔻 60 克

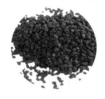 

吴茱萸 30 克    五味子 60 克

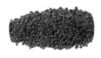 

# 槐花散

方中炒槐花善清大肠湿热，凉血止血，为君药。侧柏叶清热止血，可增强君药凉血止血之力，为臣药。荆芥穗辛散疏风，善止血；因大肠气机被风热湿毒遏制，故用枳壳行气宽肠，二药共为佐药。

## 功效主治

清肠止血，疏风行气；适用于平时便前出血，及痔疮出血，血色鲜红或晦暗者。

## 现代用法

上药研为细末，每次取6克，开水或米汤调下，每天1次；亦可制作成汤剂，水煎服。

### 药物组成

炒槐花 12 克    侧柏叶 12 克

荆芥穗 6 克    枳壳 6 克

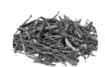

# 肝胆、神经系统病症名方

## 天王补心丹

### 药物组成

生地黄 120 克　麦冬 30 克　酸枣仁 30 克　柏子仁 30 克　当归 30 克

玄参 15 克　茯苓 15 克　远志 15 克　人参 15 克　五味子 30 克

丹参 15 克　桔梗 15 克　天冬 30 克　朱砂 15 克

方中重用生地黄滋阴养血，为君药。天冬、麦冬、酸枣仁、柏子仁、当归俱为臣药。玄参、茯苓、远志、人参、五味子、丹参、朱砂，共为佐药。桔梗为使药。

### 功效主治

滋阴清热，养血安神；适用于平时心悸、虚烦失眠、大便干结者。

### 现代用法

上药研末，炼蜜为丸，用朱砂为衣，口服每次 6~9 克，温开水送下。

## 朱砂安神丸

### 药物组成

朱砂 15 克　　黄连 18 克　　生地黄 4.5 克

当归 7.5 克　　炙甘草 16.5 克

方中朱砂能重镇安神，清心火，为君药。黄连清心泻火，为臣药。生地黄滋阴清热，当归可补血，合生地黄滋补阴血以养心，共为佐药。炙甘草为使药。

### 功效主治

镇心安神，清热养血；适用于平时失眠多梦、惊悸、心烦意乱或胸中郁闷者。

### 现代用法

上药研末，炼蜜为丸，每次6～9克，晚上临睡前温开水送服。

# 酸枣仁汤

方中重用酸枣仁，其性平味甘，归心、肝经，养血补肝，宁心安神，为君药。茯苓宁心安神，知母滋阴清热，为臣药，与君药酸枣仁相配，以助君药安神除烦之效。川芎调畅气机，疏达肝气，为佐药，与君药相配，酸收辛散并用，具有养血调肝之妙。甘草生用，和中缓急，为使药。

## 功效主治

养血安神，清热除烦；适用于心悸、失眠、烦躁、盗汗、头目眩晕、咽干口燥者。

## 现代用法

水煎温服，1天1剂，连服7天。

### 药物组成

酸枣仁 12 克

茯苓 6 克

川芎 6 克

甘草 3 克

知母 6 克

# 归脾汤（丸）

方中黄芪补脾益气，龙眼肉补脾养血，二者共为君药。人参、白术甘温补气；当归滋阴养血，增加补心养血之效：三药均为臣药。白茯苓、远志、酸枣仁宁心安神，木香理气醒脾：均为佐药。炙甘草为使药。

## 功效主治

益气补血，健脾养心；适用于平时心悸、健忘、失眠、盗汗、体倦食少、面色萎黄者。

## 现代用法

加生姜、大枣，与水煎服，1天为1剂，连服7天。

### 药物组成

黄芪 3 克

龙眼肉 3 克

人参 6 克

白术 3 克

当归 3 克

白茯苓 3 克

远志 3 克

酸枣仁 3 克

木香 1.5 克
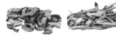

炙甘草 1 克

# 柴胡舒肝散（丸）

## 可治疗慢性肝炎、慢性胃炎、肋间神经痛等属肝郁气滞

方中柴胡善疏肝解郁，为君药。香附理气疏肝而止痛，川芎活血行气以止痛，二药搭配，助柴胡以解肝经郁滞，并增强行气活血止痛之效，共为臣药。陈皮、枳壳理气行滞；芍药、炙甘草养血柔肝，缓急止痛：四药均为佐药。炙甘草调和诸药，兼为使药。

### 功效主治

疏肝理气，活血止痛；适用于胁肋疼痛、胸闷、喜叹息者，或嗳气、胃腹胀满者。

### 现代用法

水煎服，1天1剂，连服7天。

### 药物组成

柴胡 6 克　　香附 4.5 克　　川芎 4.5 克

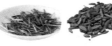  

陈皮 6 克　　枳壳 4.5 克　　芍药 4.5 克

炙甘草 1.5 克

# 龙胆泻肝汤

## 可治疗顽固性偏头痛、高血压、急性结膜炎、泌尿生殖系统炎症等

方中龙胆草为君药，既能泻肝胆实火，又能除肝经湿热。炒黄芩、酒炒栀子苦寒泻火，燥湿清热，共为臣药。泽泻、木通、车前子导湿热从水道而去，当归、酒炒生地黄养血滋阴，以上五药均为佐药。柴胡疏畅肝胆；生甘草调和诸药，护胃安中：二药共为使药。

### 功效主治

清泻肝胆实火，清利肝经湿热；适用于平时头痛、目赤、阴痒、妇女带下黄臭者。

### 现代用法

水煎服，1天1剂，连服7天。

### 药物组成

龙胆草 6 克　炒黄芩 9 克　酒炒栀子 9 克　泽泻 12 克

木通 6 克　　车前子 9 克　　当归 3 克　　酒炒生地黄 9 克

柴胡 6 克　　生甘草 6 克

# 逍遥散（丸）

## 可治疗慢性肝炎、肝硬化、胆石症等属肝郁血虚脾弱

方中柴胡疏肝解郁，为君药。白芍养血敛阴，柔肝缓急；当归养血和血，为血中之气药：共为臣药。肝病易传脾，故以白术、茯苓、炙甘草健脾益气，共为佐药。用法中加薄荷少许，疏散郁气；煨生姜降逆和中：二者亦为佐药。柴胡为肝经引经药，又为使药。

### 功效主治

疏肝解郁，健脾养血；适用于五心烦热、肢体疼痛、头目昏重、左胁痛手不可按者。

### 现代用法

上药研末，每次6～9克，煨生姜、薄荷少许，煎汤温服，每天3次。

### 药物组成

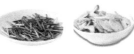

柴胡 10 克　　白芍 10 克　　当归 10 克

白术 10 克　　茯苓 10 克　　炙甘草 5 克

薄荷 3 克　　煨生姜 3 克

## ①丹栀逍遥散

### 可治疗更年期综合征、抑郁症等

**功效主治：** 养血健脾，疏肝清热；适用于肝郁血虚，内有郁热证，症见潮热盗汗、自汗盗汗等。常用于治疗更年期综合征、抑郁症等。

### 药物组成

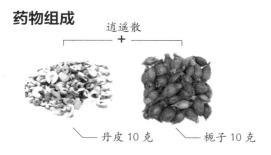

逍遥散
+

丹皮 10 克　　栀子 10 克

## ②黑逍遥散

### 可治疗慢性肝炎、月经不调等

**功效主治：** 疏肝健脾，养血调经；适用于肝郁血虚之证，症见胁痛、头眩或胃脘当心而痛等。常用于治疗慢性肝炎、月经不调、失眠等。

### 药物组成

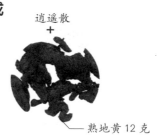

逍遥散
+

熟地黄 12 克

# 中老年高发病名方

## 消渴丸

### 药物组成

黄芪 20 克  生地黄 30 克  天花粉 30 克  山药 30 克

五味子 30 克  玉米须 30 克  葛根 30 克

方中黄芪补气升阳，生地黄滋肾养阴，共为君药。天花粉、山药共为臣药。五味子、玉米须、葛根共同为佐药。

### 功效主治

滋阴养肾，益气生津；适用于多饮、多尿者等。

### 现代用法

上药研末，加格列本脲制为丸剂，饭前服。一次 5～10 丸，一天 2～3 次。

## 炙甘草汤（合剂）

可治疗功能性心律不齐等属阴血不足

### 药物组成

生地黄 50 克  炙甘草 12 克  人参 6 克

大枣 10 枚  阿胶 6 克  麦冬 10 克

麻仁 10 克  桂枝 9 克  生姜 9 克

方中生地黄滋阴养血，为君药。炙甘草、人参、大枣益心气，补脾气；阿胶、麦冬、麻仁滋心阴，养心血，充血脉：六药共为臣药。桂枝、生姜辛行温通，温心阳，通血脉，为使药。

### 功效主治

益气滋阴，通阳复脉；适用于心律不齐、心悸、体虚少气或自汗、盗汗者。

### 现代用法

加清酒水煎服，阿胶烊化，冲服，1 天 1 剂，连服 7 天。

# 半夏白术天麻汤

## 可治疗耳源性眩晕、神经性眩晕等属风痰上扰

方中半夏燥湿化痰，降逆止呕；天麻平肝熄风，止头眩，共为君药。白术、茯苓为臣药，健脾祛湿，能治生痰之源。橘红为佐药，理气化痰。甘草为使药。煎加生姜、大枣调和脾胃，生姜兼制半夏之毒。

### 功效主治

化痰熄风，健脾祛湿；适用于平时眩晕、头痛、胸膈痞闷、恶心呕吐者。

### 现代用法

加生姜1片、大枣2枚，水煎服，1天1剂，连服7天。

### 药物组成

半夏4.5克　　天麻3克　　白术9克

茯苓3克　　橘红3克　　甘草1.5克

# 天麻钩藤饮

## 可治疗高血压、急性脑血管病、内耳性眩晕等属于肝阳上亢，肝风上扰

方中天麻、钩藤平肝熄风，为君药。石决明平肝潜阳，并能除热明目；川牛膝引血下行，并能活血利水：共为臣药。杜仲、桑寄生补益肝肾以治本；山栀、黄芩清肝降火；益母草合川牛膝活血利水，有利于平降肝阳；夜交藤、朱茯神宁心安神：上七药均为佐药。

### 功效主治

平肝熄风，清热活血，补益肝肾；适用于平时头痛、眩晕、失眠多梦或口苦面红者。

### 现代用法

水煎服，1天1剂，连服7天。

### 药物组成

天麻90克　钩藤12克　石决明18克　川牛膝12克

杜仲9克　桑寄生9克　山栀9克　黄芩9克

益母草9克　夜交藤9克　朱茯神9克

# 血府逐瘀汤（丸）

## 可治疗冠心病、风湿性心脏病、高脂血症等属瘀阻气滞

方中桃仁破血行滞而润燥，红花活血祛瘀以止痛，共为君药。赤芍、川芎助君药活血祛瘀；牛膝活血通经，引血下行：共为臣药。生地黄、当归养血益阴；桔梗、枳壳宽胸行气；柴胡疏肝解郁：以上均为佐药。桔梗并能载药上行，兼有使药之用；甘草为使药。

### 功效主治

活血化瘀，行气止痛；适用于胸痛、头痛日久不愈、心悸、潮热者。

### 现代用法

水煎服，1天1剂，连服7天。

## 药物组成

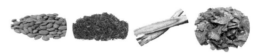

桃仁 12 克　　红花 9 克　　赤芍 6 克　　川芎 4.5 克

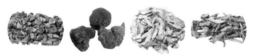

牛膝 9 克　　生地黄 9 克　　当归 9 克　　桔梗 4.5 克

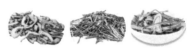

枳壳 6 克　　柴胡 3 克　　甘草 6 克

---

# 川芎茶调散（丸）

## 可治疗感冒头痛、偏头痛、慢性鼻炎头痛等属风邪所致

方中川芎为血中气药，善于祛风活血而止头痛，为君药。薄荷叶、荆芥清利头目，共为臣药。羌活、白芷疏风止痛，细辛祛风止痛；防风辛散风邪：共为佐药。炙甘草为使药，益气和中，调和诸药。

### 功效主治

疏风止痛；适用于平时偏正头痛、巅顶作痛、目眩鼻塞或恶风发热者。

### 现代用法

上药研末，每次6克，每天2次，饭后清茶调服。

## 药物组成

川芎 120 克　　薄荷叶 240 克　　荆芥 120 克

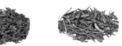

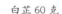

羌活 60 克　　白芷 60 克　　细辛 30 克

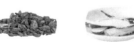

防风 45 克　　炙甘草 60 克

# 牵正散（膏）

方中白附子辛温燥烈，祛风化痰，尤其善散头面之风，为君药。全蝎、白僵蚕均能祛风止痉，其中全蝎能通络，僵蚕能化痰，合用既助君药祛风化痰之力，又能通络止痉，共为臣药。

## 功效主治

祛风化痰，通络止痉；适用于突然口眼㖞斜，或面肌抽动者。

## 现代用法

上药研末，每次服3克，每天2～3次，温酒送服。

## 药物组成

白附子6克 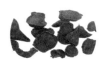　　全蝎3克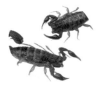

白僵蚕6克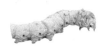

# 羌活胜湿汤（丸）

方中羌活、独活共为君药，祛风除湿，通利关节。其中羌活善祛上部风湿，独活善祛下部风湿，两药相合，散一身上下之风湿，通利关节止痹痛。防风、藁本祛风胜湿，共为臣药。川芎活血行气，祛风止痛；蔓荆子祛风止痛：共为佐药。炙甘草为使药，调和诸药。

## 功效主治

祛风，胜湿，止痛；适用于肩背痛不可回顾、头痛身重，或腰脊疼痛、难以转侧者。

## 现代用法

水煎服，1天1剂，连服7天。

## 药物组成

羌活6克 　独活6克 　防风3克

藁本3克 　川芎1.5克 　蔓荆子2克

炙甘草3克

# 妇科病症名方

## 四物汤

可治疗妇女月经不调、胎产疾病及过敏性紫癜等属阴血虚滞

### 药物组成

熟地黄 12 克

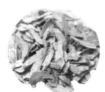

当归 9 克

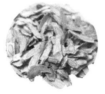

白芍 9 克

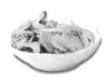

川芎 6 克

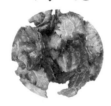

方中熟地黄归肝、肾经，善于滋养阴血，补肾填精，为补血要药，作为君药。当归甘辛温，归肝、心、脾经，为补血良药，兼具活血作用，且为养血调经要药，为臣药。白芍养血益阴，川芎活血行气，二药共为佐药。

### 功效主治

补血调血；适用于平时头晕目眩、面色无光泽、月经不调、经量少或经闭者。

### 现代用法

水煎服，1天1剂，连服7天。

## ①桃红四物汤

可治疗月经不调、痛经、冠心病等

**功效主治：**养血活血；适用于血虚兼血瘀证，症见妇女经期超前、血多有块、腹痛等。常用于功能性子宫出血、痛经等。

### 药物组成

四物汤
+

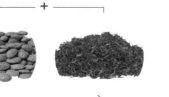

桃仁 15 克　　红花 15 克

## ②圣愈汤

可治疗月经过多、子宫出血等

**功效主治：**补气，补血，摄血；适用于气血两虚证，症见出血过多、心烦不安、妇女月经超前或量多色淡等。常用于月经不调、失眠等。

### 药物组成

四物汤
+

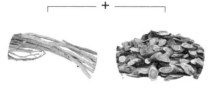

党参 20 克　　黄芪 18 克

# 八珍汤

方中人参与熟地黄相配，益气养血，共为君药。炒白术、茯苓健脾渗湿，协人参益气补脾；当归、白芍养血和营，助熟地黄补益阴血；四药均为臣药。川芎活血行气，为佐药。炙甘草益气和中，调和诸药，为使药。

## 功效主治

补益气血；适用于平时面色苍白或萎黄、头晕眼花、四肢倦怠、月经不调者。

## 现代用法

加生姜3片、大枣5枚，水煎服，1天1剂，连服7天。

### 药物组成

人参 3 克 　熟地黄 15 克 　炒白术 10 克

茯苓 8 克 　当归 10 克 　白芍 8 克

川芎 5 克 　炙甘草 5 克

# 十全大补丸

方中人参、炒白术、茯苓、炙甘草四味即四君子汤，能益气补中，健脾养胃；当归、熟地黄、酒白芍、川芎四味即四物汤，能养血滋阴，补肝益肾；炙黄芪大补肺气，与四君子汤同用，则补气之功更优，又用肉桂以补元阳、暖脾胃。

## 功效主治

温补气血；适用于平时面色苍白、气短心悸、头晕自汗、四肢不温、月经量多者。

## 现代用法

上药粉碎，制成水蜜丸，口服每次6克，每天2～3次。

### 药物组成

人参 80 克 　炒白术 80 克 　茯苓 80 克

当归 120 克 　熟地黄 120 克 　酒白芍 80 克

炙黄芪 80 克 　肉桂 20 克 　川芎 40 克 　炙甘草 40 克

# 当归四逆汤（丸）

## 可治疗妇女痛经、血栓闭塞性脉管炎、冻疮等属血虚寒凝

方中当归养血和血，桂枝温经散寒，共为君药。细辛温经散寒，助桂枝温通血脉；白芍养血敛阴，助当归补益阴血：共为臣药。通草畅通气血，大枣、炙甘草健脾养血，共为佐药。重用大枣，合当归、白芍以补血，防桂枝、细辛燥烈太过伤及阴血。炙甘草为使药。

### 功效主治

温经散寒，养血通脉；适用于手足冰凉，或腰、股、腿、足、肩臂疼痛，口不渴者。

### 现代用法

水煎服，1天1剂，连服7天。

### 药物组成

当归 12 克　　桂枝 9 克　　细辛 3 克

白芍 9 克　　通草 6 克　　大枣 8 枚

炙甘草 6 克

# 温经汤（丸）

## 可治疗功能性子宫出血、不孕症等属冲任虚寒，瘀血阻滞

方中吴茱萸、桂枝温经散寒，共为君药。当归、川芎活血祛瘀；牡丹皮活血散瘀：三药共为臣药。阿胶滋阴润燥；白芍养血敛阴；麦冬养阴清热；人参、甘草益气健脾；半夏、生姜通降胃气：以上七药均为佐药。

### 功效主治

温经散寒，养血祛瘀；适用于崩漏不止、血色暗而有块，月经超前或延后或逾期不止者。

### 现代用法

水煎服，阿胶烊化冲服，1天1剂，连服7天。

### 药物组成

吴茱萸 9 克　桂枝 6 克　当归 6 克　川芎 6 克

牡丹皮 6 克　阿胶 6 克　白芍 6 克　麦冬 9 克

人参 6 克　　甘草 6 克　半夏 6 克　生姜 6 克

# 固冲汤

方中山萸肉补益肝肾，收敛固涩，为君药。煅龙骨、煅牡蛎收敛元气，均为臣药。白术补气健脾；生黄芪既善补气，又善升举，与白术共为臣药。白芍补益肝肾，养血敛阴；棕榈炭、五倍子收敛止血；海螵蛸、茜草既能止血，又能化瘀：五药共为佐药。

## 功效主治

固冲摄血，益气健脾；适用于突然血崩或月经过多、色淡质稀，及头晕肢冷者。

## 现代用法

水煎服，1天1剂，连服7天。

### 药物组成

山萸肉 24 克　煅龙骨 24 克　煅牡蛎 24 克　白术 30 克

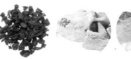

生黄芪 18 克　白芍 12 克　棕榈炭 6 克　五倍子 1.5 克

海螵蛸 12 克　茜草 9 克

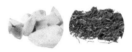

# 桂枝茯苓丸

方中桂枝温通血脉，为君药。桃仁活血祛瘀，助君药以化瘀消肿，为臣药。丹皮、芍药活血散瘀；茯苓渗湿祛痰，以助消肿之功，健脾益胃，扶助正气：三药均为佐药。可在制作药丸时加用白蜜，甘缓而润，为使药。

## 功效主治

活血化瘀，缓消积块；适用于妇人素有积块；妊娠出血不止；胎动不安，腹痛拒按者。

## 现代用法

上药共研为末，炼蜜为丸，口服每次1丸，每天1～2次。

### 药物组成

桂枝 9 克　　桃仁 9 克　　丹皮 9 克

芍药 9 克　　茯苓 9 克　　白蜜

# 泌尿生殖病症名方

## 六味地黄丸

**可治疗慢性肾炎、高血压、肺结核、肾结核等属肾阴虚弱**

### 药物组成

熟地黄 24 克　　山茱萸 20 克　　山药 20 克

泽泻 9 克　　茯苓 9 克　　牡丹皮 9 克

方中重用熟地黄滋阴补肾，为君药。山茱萸补养肝肾涩精，山药补益脾阴固肾，共为臣药。泽泻利湿而泄肾浊，减熟地黄之滋腻；茯苓利脾湿；牡丹皮清泄虚热。

### 功效主治

滋补肝肾；适用于平时腰膝酸软、头晕目眩、耳鸣耳聋、口燥咽干者。

### 现代用法

上药研末，炼蜜为丸，如梧桐子大，每次3丸，每天2次，空腹温开水送下。

## ①知柏地黄丸

**可治疗盗汗、遗精等**

**功效主治：** 滋阴降火；适用于阴虚火旺证，症见潮热盗汗、口干咽痛、耳鸣遗精、小便短赤等。常用来治疗男性盗汗、遗精等病症。

### 药物组成

六味地黄丸
+

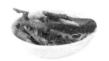 

知母 40 克　　黄柏 40 克

## ②杞菊地黄丸

**可治疗高血压、高脂血症等**

**功效主治：** 滋肾养肝；适用于肝肾阴亏证，症见眩晕耳鸣、羞明畏光、迎风流泪、视物昏花等。常用于治疗高血压、高脂血症等病症。

### 药物组成

六味地黄丸
+

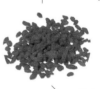 

枸杞 40 克　　菊花 40 克

# 左归丸

方中重用熟地黄滋肾益精，为君药。山茱萸养肝滋肾；山药补脾益阴；枸杞补肾益精；龟板胶偏于补阴，鹿角胶偏于补阳，在补阴之中配伍补阳药：均为臣药。菟丝子、川牛膝益肝肾，强膝健骨，俱为佐药。

## 功效主治

滋阴补肾，填精益髓；适用于平时头晕目眩、腰酸腿软、自汗盗汗、口燥舌干者。

## 现代用法

烊化二胶，余药研末，制丸剂，每次口服9克，每天2次。

### 药物组成

 熟地黄 240 克

 山茱萸 120 克

 山药 120 克

 枸杞 120 克

 龟板胶 120 克

鹿角胶 120 克

 菟丝子 120 克

川牛膝 90 克

# 肾气丸

方中附子、桂枝温通阳气，共为君药。干地黄滋阴补肾，山茱萸、山药补肝脾而益精血：共为臣药。泽泻、茯苓利水渗湿，配桂枝又善温化痰饮；牡丹皮苦辛而寒，合桂枝则可调血之瘀滞，三药寓泻于补，使邪去而补药得力。

## 功效主治

补肾助阳；适用于平时腰痛脚软，腰部以下常有冷感；小便多，入夜尤甚；水肿者。

## 现代用法

上药研末，炼蜜为丸，每次口服6克，每天为1次。

### 药物组成

 附子 30 克

桂枝 30 克

 干地黄 240 克

  山茱萸 120 克

山药 120 克

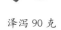 泽泻 90 克

 茯苓 90 克

 牡丹皮 90 克

# 右归丸

方中以附子、肉桂、鹿角胶共为君药，温补肾阳，填精补髓。熟地黄、枸杞、山茱萸、山药滋阴益肾，共为臣药。菟丝子补阳益阴；杜仲补益肝肾；当归养血和血，助鹿角胶以补养精血，共为佐药。

## 药物组成

附子 60 克　肉桂 60 克　鹿角胶 120 克　熟地黄 240 克

枸杞 120 克　山茱萸 90 克　山药 120 克　菟丝子 120 克

杜仲 120 克　当归 90 克

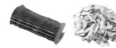

## 功效主治

温补肾阳，填精益髓；适用于神疲气衰、畏寒肢冷、阳痿、遗精、不育症、腰膝酸软者。

## 现代用法

熟地黄蒸烂杵膏，余药研末，炼蜜为丸，每次口服9克，每天3次。

# 金锁固精丸

方中沙苑子补肾固精止遗，为君药。莲肉、芡实固肾涩精，且能培补后天以充养先天，使肾中精气充足，共为臣药。莲须为收敛固精之佳品，煅龙骨、煅牡蛎收敛固涩之功尤佳，三药均为佐药，以涩精止遗。

## 药物组成

沙苑子 60 克　莲肉 60 克　芡实 60 克

莲须 60 克　煅龙骨 30 克　煅牡蛎 30 克

  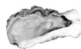

## 功效主治

补肾涩精；适用于男子遗精滑泄、腰酸耳鸣、四肢酸软者。

## 现代用法

上药研末，莲子粉糊丸，每次口服9克，每天1~2次。

# 桑螵硝散

方中桑螵蛸补肾固精止遗，为君药。龙骨收敛固涩；龟甲滋养肾阴，补心安神：共为臣药。人参大补元气，合茯神而益气宁神；当归补心血；菖蒲和远志意在补肾涩精、宁心安神的同时，促进心肾相交：共为佐药。

## 功效主治

调补心肾，涩精止遗；适用于平时小便频数，尿如米泔色，遗尿、遗精，健忘者。

## 现代用法

除人参外，其余药研末，每服6克，睡前以人参汤调下，每天1次。

## 药物组成

桑螵蛸30克　龙骨30克　龟甲30克

人参30克　茯神30克　当归30克

菖蒲30克　远志30克

# 小蓟饮子

方中小蓟清热凉血，利尿通淋，为君药。生地黄养阴清热；蒲黄、藕节助君药凉血止血，并能消瘀：共为臣药。滑石、淡竹叶、木通清热利水通淋；山栀子导热从下而出；当归养血和血：共为佐药。甘草为使药。

## 功效主治

凉血止血，利水通淋；适用于平时尿中带血、小便频数、赤涩热痛者。

## 现代用法

水煎服，1天1剂，连服7天。

## 药物组成

小蓟9克　生地黄9克　蒲黄9克　藕节9克

滑石9克　淡竹叶9克　木通9克　山栀子9克

当归9克　甘草9克

# 导赤散（丸）

## 可治疗急性泌尿系感染属下焦湿热，小儿夜啼等属心经有热

方中生地黄凉血滋阴以制心火；木通上清心经之火，下导小肠之热：两药相配，滋阴制火而不助邪，利水通淋而不伤阴，共为君药。竹叶为臣药，能清心除烦，导心火下行。生甘草梢清热解毒，并能调和诸药，还可防木通、生地黄的寒凉药性伤胃，为使药。

### 功效主治

清心，利水，养阴；适用于心胸烦热、口渴面赤、口舌生疮、小便赤涩刺痛者。

### 现代用法

水煎服，1天1剂，连服7天。

### 药物组成

生地黄 6 克

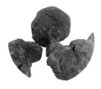

木通 6 克

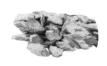

竹叶 6 克

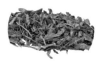

生甘草梢 6 克

# 缩泉丸

## 可治疗小儿或成人遗尿、久病体虚之尿失禁等属下元虚寒

平时遗尿难止者可用缩泉丸治疗。方中益智仁温肾暖脾，固涩缩尿，为君药。乌药温散下焦虚冷，以助膀胱气化、固涩小便，为臣药。山药健脾补肾而涩精气，为佐药。三药合用，可达到温肾缩尿的目的。

### 功效主治

温肾缩尿；适用于小便频数或遗尿不止者。

### 现代用法

以上三味，研成细粉，过筛混匀，制作成水丸，每次口服3～6克，每天3次。

### 药物组成

益智仁 15 克

乌药 15 克

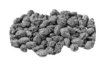

山药 15 克

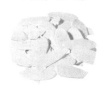

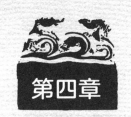

**第四章**

# 食药养生分体质，
# 因人施养更有效

　　早在两千多年前成书的《黄帝内经》就对体质学说进行了深入的探讨。可以说，《黄帝内经》是中医体质学说的起源。书中不仅注意到个体的差异性，而且从不同的角度对人的体质做了若干分类，认为人的体质有寒热虚实之分。根据自己的身体情况，选择适合自己体质的养生办法，才是有益健康的养生之道。

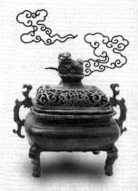

## 平和体质——最健康的体质

平和体质又叫作"平和质"，是稳定、健康的体质，是以体态适中、面色红润、精力充沛、脏腑功能状态强健壮实为主要特征的一种体质状态。一般产生的原因是先天禀赋良好，后天调养得当。平和体质的人占人群比例约为32.75%。

**形体特征：** 体形匀称健壮。

**心理特征：** 性格随和开朗。

**发病倾向：** 平时患病较少。

**对外界环境适应能力：** 对自然环境和社会环境适应能力较强。

**常见表现：** 面色、肤色润泽，头发稠密有光泽，目光有神，嗅觉、味觉正常，唇色红润，精力充沛，耐受寒热，睡眠良好，食欲良好，大小便正常。

## 沙参大枣灵芝汤

益气养阴安心神

**原料：** 瘦肉260克，沙参、大枣、灵芝、枸杞子各少许

**调料：** 盐2克，料酒适量

### 做法

1 洗净的瘦肉切丁，汆片刻后捞出。砂锅中注入适量清水烧开，倒入沙参、大枣、灵芝、枸杞子、瘦肉丁，淋入料酒，拌匀。

2 盖上砂锅盖，大火煮开转小火煮约40分钟至析出有效成分，揭开砂锅盖，加入盐，稍稍搅拌至入味。

3 关火后盛出，装入碗中即可。

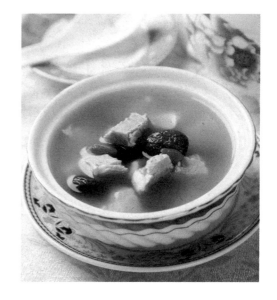

**|食疗解析|** 本品食材、药材配伍，具有清热养阴、安定心神的作用，可稳固平和体质，保持健康。

# 土茯苓薏苡仁汤

## 滋阴清热利水湿

**原料：** 土茯苓 12 克，薏苡仁 20 克，绿豆 50 克，陈皮、生地各 10 克，老鸭块 200 克

**调料：** 盐 2 克

### 做法

1 将土茯苓、生地泡发10分钟，薏苡仁泡发20分钟，绿豆泡发2小时，老鸭块汆水待用。

2 砂锅中注水，放入原料（陈皮除外），大火煮开后转小火煮至食材熟软，倒入陈皮，加入盐调味。

3 关火后盛出，装入碗中即可。

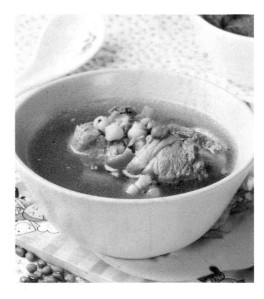

**|食疗解析|** 本品食材、药材配伍，具有滋阴清热、利水渗湿的作用，能在炎炎夏日为平和体质者清暑、消肿。

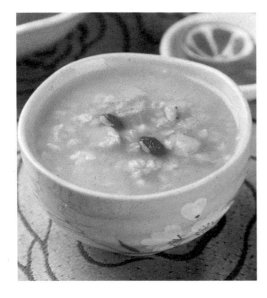

**|食疗解析|** 本品食材、药材配伍，具有润肠通便、安养心神的作用，能维护平和体质人群的肠道健康，并促进睡眠。

# 香蕉燕麦枸杞子粥

## 润肠通便助睡眠

**原料：** 水发燕麦 160 克，香蕉 120 克，枸杞子少许

**调料：** 盐适量

### 做法

1 将洗净的香蕉剥去果皮，把果肉切成片，再切条，改切成丁，备用。

2 砂锅中注入适量清水烧热，倒入洗好的燕麦，盖上盖；烧开后用小火煮30分钟至燕麦熟透。揭盖，倒入香蕉，放入枸杞子，搅拌匀，用中火煮5分钟。

3 关火后盛出煮好的燕麦粥即可。

# 气虚体质——身体抵抗力差

气虚体质多因先天禀赋不足、长期饮食失调、情志不畅、久病、劳累之后，引起心、肺、脾、肾功能损伤。心主血脉，肺主一身之气，肾藏元气，脾胃为"气血生化之源"，因此气虚体质易导致血液运行作用减退，体内气的化生不足，机体防御外邪、维护内脏位置功能减退。

**形体特征：** 肌肉松软不紧实。

**心理特征：** 性格内向，不喜冒险。

**发病倾向：** 易患感冒、内脏下垂等病，病后康复缓慢。

**对外界环境适应能力：** 不耐受风、寒、暑、湿邪。

**常见表现：** 平时语音低弱，气短懒言，容易疲乏，精神不振，易出汗；舌淡红，舌边有齿痕；脉弱。

## 当归黄芪响螺鸡汤

益气补血强体魄

**原料：** 乌鸡块400克，水发螺片50克，大枣30克，当归15克，黄芪15克，姜片少许

**调料：** 盐2克

### 做法

1 螺片洗净切块，乌鸡块氽水备用。

2 砂锅注水，倒入乌鸡块、螺片、姜片、当归、黄芪、大枣，拌匀。加盖，大火煮开后转小火煮3小时至食材熟软。揭盖，加入盐调味。

3 关火后将汤盛出，装入碗中即可。

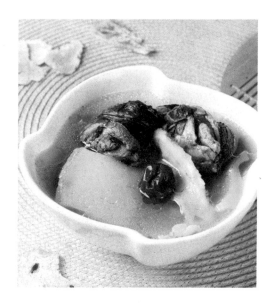

**|食疗解析|** 本品食材、药材配伍，具有益气补血、强身健体的作用，能补充气虚体质者的中气，增强其抵御疾病的能力。

# 人参麦冬茶

## 大补元气滋肺阴

**原料：** 人参 60 克，麦冬 20 克
**工具：** 蒸汽萃取壶 1 个

### 做法

1 备好的人参切片，待用。
2 蒸汽萃取壶接通电源，往内胆中注入适量清水至水位线，放上漏斗，倒入原料，按下开关键，待机器自行运作5分钟，指示灯跳至"保温"状态。
3 断电后取出漏斗，将药茶倒入杯中即可。

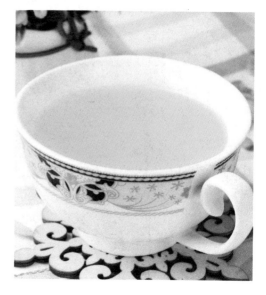

**|食疗解析|** 本品具有益气生津、固本培元的作用。人参大补元气；麦冬滋阴润肺，中和人参药性，调和气虚体质而不生燥热。

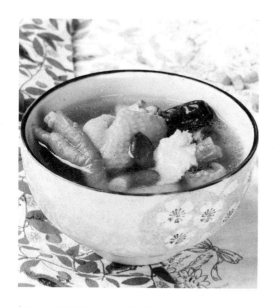

**|食疗解析|** 本品食材、药材配伍，具有益气养血、健脾养胃的作用，能养护气血生化之源，从根本上调理气虚体质。

# 当归党参大枣鸡汤

## 调理气血健康胃

**原料：** 当归 15 克，党参 12 克，大枣 6 枚，枸杞子 9 克，牛膝 9 克，桃仁 9 克，土鸡块 200 克
**调料：** 盐 2 克

### 做法

1 将药材洗净泡发10分钟，鸡块余水。
2 砂锅注水，倒入土鸡块，放入泡发好的药材（枸杞子除外），大火烧开后转小火煲煮约100分钟，倒入枸杞子，放盐调味。
3 关火后将汤盛入碗中即可。

## 阳虚体质——经常手脚冰冷

阳虚体质发病多因先天禀赋不足、寒湿之邪外侵、过食寒凉之品、忧思过极、久病不愈、房事不节等引起脏腑功能损伤，"阳消阴长"，阴寒之气偏盛而生里寒，表现为体内阳气不足，机体温煦、推动、蒸腾与气化等作用减退，甚者出现水液停留的病症。

**形体特征：** 肌肉松软不紧实。

**心理特征：** 性格多沉静、内向。

**发病倾向：** 易患痰饮、肿胀、泄泻等病；感邪易从寒化。

**对外界环境适应能力：** 耐夏不耐冬，易感风寒湿邪。

**常见表现：** 平素畏冷，手足不温，喜热饮食，精神不振，舌淡胖嫩，脉沉迟。

## 姜丝红糖蒸鸡蛋

温阳祛寒暖脾胃

**原料：** 鸡蛋 2 个，姜丝 3 克

**调料：** 红糖 5 克，黄酒 5 毫升

### 做法

1 取蒸碗，打入鸡蛋，搅拌均匀至微微起泡。将红糖放入温水中，搅拌均匀成红糖水。将红糖水倒入蛋液中，边倒边搅拌。放入姜丝，加入黄酒，搅拌均匀。

2 锅中烧开水，放入蒸碗，蒸10分钟至熟。

3 揭盖，取出蒸好的鸡蛋即可。

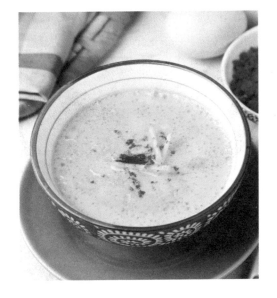

**|食疗解析|** 本品具有温阳祛寒、暖养脾胃的作用，能帮助阳虚体质者改善手足冰凉的症状，增强脾胃功能。

# 桂枝干姜炖羊肉

**温里散寒补阳气**

**原料：** 羊肉片300克，桂枝5克，当归5克，干姜2克

**调料：** 盐2克，料酒10毫升

## 做法

1 锅中注水烧开，倒入洗净的羊肉，淋入少许料酒，汆去血水，备用。

2 砂锅中注入适量清水烧热，放入备好的原料，淋入余下的料酒。盖上锅盖，大火烧开后转小火煮1小时至食材熟透。揭开锅盖，加入盐，搅拌均匀，至食材入味。

3 关火后将炖煮好的菜肴盛出即可。

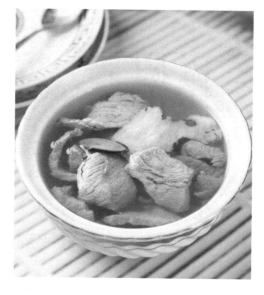

**|食疗解析|** 本品具有温里散寒、补阳益气的作用，可驱散内外部遏制人体阳气的寒邪，能全面调理阳虚体质。

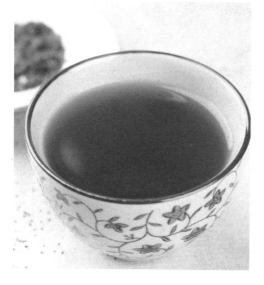

**|食疗解析|** 本品单用菟丝子，具有补肾阳、固精血的作用，能改善阳虚体质患者的晨泻、遗精、痛经等不适。

# 菟丝子茶

**补肾益阳固精血**

**原料：** 菟丝子5克

## 做法

1 砂锅中注入适量的清水，大火烧开，倒入洗净的菟丝子。

2 搅拌片刻，盖上盖，用小火煮20分钟，至其析出有效成分。

3 揭盖，略微搅动片刻，去除药渣，将煮好的菟丝子茶盛出，倒入茶杯中，稍凉即可饮用。

## 阴虚体质——燥热

### 盗汗难静心

阴虚体质常因燥热之邪外侵、过食温燥之品、忧思过度、房事不节、久病之后等引起脏腑功能失调，阴液暗耗而致阴液亏少，阴虚生内热，表现为机体失去濡润滋养，或虚热干燥、虚火躁扰不宁等。

**形体特征：** 体形瘦长。

**心理特征：** 性情急躁，外向好动。

**发病倾向：** 易患有阴亏燥热的病变，或病后易表现为阴亏症状。

**对外界环境适应能力：** 不耐暑热干燥，耐受冬季而不耐受夏季。

**常见表现：** 经常感觉身体、脸上发热，口渴喜冷饮，皮肤干燥，手脚心发热，面潮红，舌红少津少苔，脉象细弦或数。

## 西洋参石斛麦冬乌鸡汤

### 养阴生津除烦热

**原料：** 西洋参 12 克，石斛 12 克，麦冬 12 克，枸杞子 9 克，香菇 20 克，白扁豆 10 克，乌鸡块 200 克

**调料：** 盐 2 克

### 做法

1 将药材、香菇泡发，乌鸡块汆水。

2 砂锅中注水，放入乌鸡块、西洋参、石斛、麦冬、香菇、白扁豆，大火煮开后转小火煮100分钟；倒入枸杞子，续煮20分钟至枸杞子熟软，加入盐调味。

3 关火后盛出，装入碗中即可。

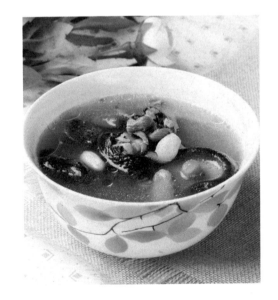

**|食疗解析|** 本品具有养阴生津、清热除烦的作用，调理阴虚体质之余，还能通过滋阴清热而明目、强腰、通便。

# 龙眼枸杞子蒸甲鱼

## 滋阴安神退虚热

**原料：** 甲鱼块 400 克，龙眼 10 克，枸杞子 10 克，葱段 8 克，姜片 8 克

**调料：** 盐 3 克，生抽 8 毫升，食用油适量

### 做法

1 将甲鱼块汆去血水，捞入碗中，放入葱段、姜片、生抽、盐、枸杞子、龙眼，淋入备好的食用油，搅拌匀，倒入蒸盘内，待用。

2 电蒸锅注水烧开上气，放入甲鱼，盖上锅盖，蒸12分钟。

3 稍凉后揭盖，将甲鱼取出即可。

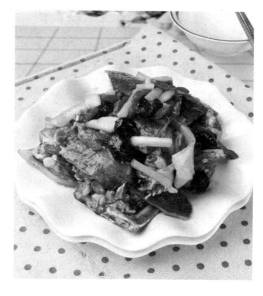

**|食疗解析|** 本品材料中益阳、滋阴之品均有，但以滋阴为主，使滋阴而不伤阳气，亦可在阳中求阴，调理阴虚体质。

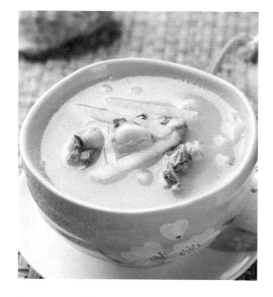

**|食疗解析|** 本品性偏凉，善滋阴益气、收敛止汗，辅以辛温的姜片、葱花，防止滋阴太过而生寒，能有效改善阴虚体质者的盗汗。

# 白萝卜牡蛎汤

## 滋阴清热止盗汗

**原料：** 白萝卜丝 30 克，牡蛎肉 40 克，姜片、葱花各少许

**调料：** 盐 2 克，食用油少许

### 做法

1 锅中注入适量的清水烧开，倒入白萝卜丝、姜片，放入牡蛎肉，搅拌均匀，淋入少许的食用油，搅匀。

2 盖上锅盖，焖5分钟至食材熟透。揭开锅盖，加入盐，搅拌片刻，使食材入味。

3 将煮好的汤水盛入碗中，撒上葱花即可。

## 湿热体质——心烦急躁面油腻

所谓湿，即通常所说的水湿，它有外湿和内湿之分。外湿是由于气候潮湿、涉水淋雨或居室潮湿，使外来水湿入侵人体而引起；内湿常与消化功能有关。所谓热，则是一种热象。而湿热中的热是与湿同时存在的，或因夏、秋季节天热湿重，湿与热合并入侵人体。

**形体特征：** 形体中等或偏瘦。

**心理特征：** 容易心烦急躁。

**发病倾向：** 易患疮疖、黄疸、热淋等病。

**对外界环境适应能力：** 对夏末秋初湿热气候，湿重或气温偏高环境较难适应。

**常见表现：** 面垢油光，口苦口干，身重困倦，大便黏滞不畅或燥结，小便短黄。

## 茅根甘蔗茯苓瘦肉汤

清热解毒利水湿

**原料：** 瘦肉 200 克，甘蔗段 120 克，茯苓 20 克，茅根 12 克，胡萝卜 80 克，玉米 100 克，姜片少许

**调料：** 盐 2 克

### 做法

1 将胡萝卜切滚刀块；玉米斩成段；瘦肉切大块，余去血渍。

2 砂锅注水烧热，倒入瘦肉块、玉米段、胡萝卜块、姜片、茯苓、茅根、甘蔗段，大火烧开后转小火煮约120分钟，加入盐调味。

3 关火后盛出煮好的汤即可。

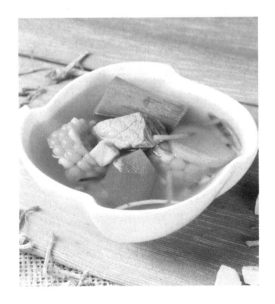

**|食疗解析|** 本品具有清热解毒、利水渗湿的作用，调理湿热体质，还能增强人体运化水湿的能力，解除湿热带来的烦热。

# 荷叶薏苡仁赤小豆饮

清热利尿消水肿

**原料：** 水发赤小豆 40 克，荷叶 20 克，薏苡仁 70 克，茯苓 60 克，玫瑰花 20 克，枸杞子 15 克

### 做法

1 砂锅中注入适量清水烧开，放入备好的荷叶。加盖，大火煮5分钟。揭盖，捞出煮好的荷叶，装入盘中。

2 将茯苓、薏苡仁、赤小豆放入砂锅中拌匀，火煮5分钟至析出有效成分。揭盖，放入玫瑰花、枸杞子，拌匀。加盖续煮至入味。

3 关火后盛出煮好的饮品即可。

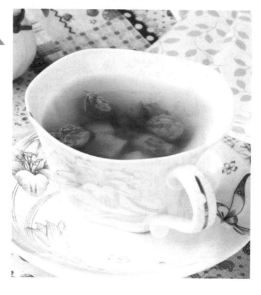

**|食疗解析|** 本品具有清热利尿、消除水肿的作用，能将湿热下导至小便排出体外，还能疏肝解郁、清利肝经湿热、调和湿热体质。

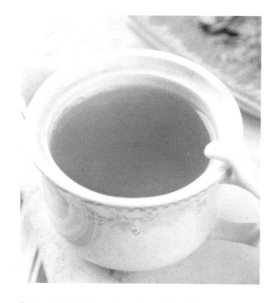

**|食疗解析|** 本品具有清热解毒、护肝利胆的作用，善于清除肝经湿热、缓解湿热蕴结肝胆导致的黄疸。

# 金钱草茵陈茶

护肝利胆除湿热

**原料：** 金钱草 5 克，茵陈 5 克

### 做法

1 砂锅中注入适量的清水，大火烧热，倒入备好的金钱草、茵陈，搅拌均匀。

2 盖上锅盖，用大火煮15分钟，至药材析出有效成分。

3 关火后去除药渣，盛出煮好的药汁，倒入杯中即可。

# 痰湿体质——虚胖

## 恶心口黏腻

痰湿不仅仅是咱们一般所说的"痰"，而是泛指体内的水湿代谢反常所构成的一系列体现，包含身体沉重、脸部油腻、口黏腻等，痰湿最有代表性的体现即是肥壮。痰湿停留在肝脏中就会形成脂肪肝，停留在皮肤之中就会形成肥壮，停留在腹部就会形成将军肚、中心性肥胖。

**形体特征：** 体形肥胖，腹部肥满。

**心理特征：** 性格偏温和，稳重恭谦，豁达，多善于忍耐。

**发病倾向：** 易患消渴、脑卒中等。

**对外界环境适应能力：** 对梅雨季节及潮湿环境适应能力差。

**常见表现：** 面部皮肤油脂较多，多汗且黏，胸闷，痰多，面色黄而暗，容易困倦，舌体胖大，舌苔白腻，口黏腻或甜。

## 陈皮蜜茶

### 理气健脾化痰湿

**原料：** 水发陈皮 40 克，蜂蜜 20 克

**做法**

1. 将泡好的陈皮剪成小块，待用。
2. 砂锅中倒入适量清水煮开，倒入切好的陈皮，盖上盖，煮约5分钟至陈皮有效成分析出。
3. 将煮好的茶滤入杯中，稍凉后，加入蜂蜜，搅拌均匀即可。

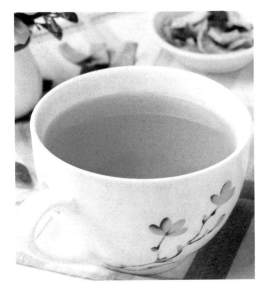

**|食疗解析|** 本品具有理气健脾、燥湿化痰的作用，能治脾胃虚弱，还能润肺化痰止咳，适合湿盛痰多的痰湿体质者饮用。

# 薏苡仁芡实山药粥

## 补脾益气除痰湿

**原料：** 水发薏苡仁30克，水发芡实50克，水发大米100克，去皮山药100克

### 做法

1 洗净的山药切块。
2 砂锅中注水烧开，倒入泡好的薏苡仁、芡实，搅匀；加盖，用大火煮开后转小火续煮30分钟至熟透。揭盖，倒入泡好的大米，放入山药块，搅匀。加盖，用大火煮开后转小火续煮20分钟至食材熟软。
3 关火后盛出即可。

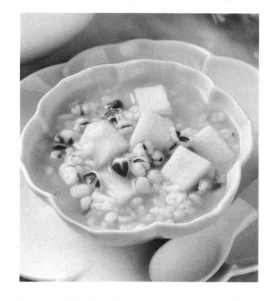

**|食疗解析|** 本品具有益志安神、健脾益气、利湿化痰的作用。脾气健旺则运化水湿有力，使痰无所聚，从根本上调理痰湿体质。

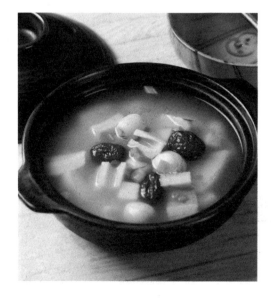

**|食疗解析|** 本品具有益气补虚、利水渗湿的作用，能恢复脏腑的气化功能，调和气血津液的运化，可改善痰湿体质。

# 莲藕茯苓莲子煲

## 利水渗湿补脾虚

**原料：** 莲藕110克，水发莲子70克，大枣、淮山、茯苓、葱花各少许
**调料：** 盐2克

### 做法

1 洗净去皮的莲藕切成丁，备用。
2 锅中注水烧开，倒入莲藕丁、莲子、大枣、淮山、茯苓，大火烧开后用小火煮约20分钟至食材熟软，加入盐，搅匀调味。
3 关火后将食材盛入砂锅中，将砂锅置于旺火上，盖上盖，用小火煮开。揭开盖，撒上少许葱花即可。

## 血瘀体质——肤色暗淡易衰老

血瘀体质的主要症状是血行迟缓不畅，多半是因为情绪意志长期抑郁或久居寒冷地区以及脏腑功能失调所造成，以身体较瘦的人为主。血瘀体质的女性很容易衰老，也容易出现各种妇科疾病，因此血瘀女性要及时调养。

**形体特征：** 胖瘦均见。

**心理特征：** 易烦，健忘。

**发病倾向：** 易患血肿及痛证、血证等。

**对外界环境适应能力：** 不耐受寒邪，易发寒性病症。

**常见表现：** 肤色晦暗，色素沉着，容易出现瘀斑；口唇暗淡，舌暗或有瘀点，舌下络脉紫暗或增粗；脉涩。

## 丹参桃仁粥

### 活血祛瘀生新血

**原料：** 水发大米 100 克，丹参、桃仁各少许

**调料：** 白糖少许

### 做法

1 砂锅中注入适量清水烧热，放入备好的丹参、桃仁，倒入洗净的大米，拌匀。盖上盖，大火烧开后用小火煮约30分钟至熟。

2 揭开盖，加入少许白糖，拌匀。

3 关火后盛出煮好的粥即可。

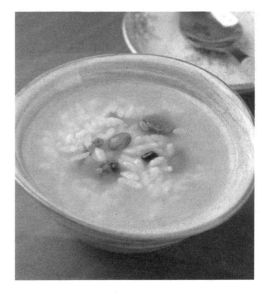

**｜食疗解析｜** 本品具有活血化瘀、润肠通便的作用，能扩张冠状动脉，改善血液循环，并能促进新血生成，调和血瘀体质。

# 川芎黄芪大枣鸡汤

**行气活血祛瘀**

**原料：** 川芎 15 克，大枣 6 枚，黄芪 15 克，枸杞子 9 克，小香菇 20 克，土鸡块 200 克

**调料：** 盐 2 克

## 做法

1 将川芎、大枣、黄芪、枸杞子、小香菇泡发，土鸡块氽去血渍。

2 砂锅注水，倒入土鸡块、川芎、大枣、黄芪和小香菇，大火烧开后转小火煲煮约100分钟，倒入泡好的枸杞子，续煮至食材熟透。

3 关火揭盖，放盐调味，盛碗即可。

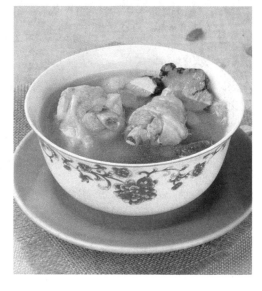

**|食疗解析|** 本品具有行气活血、祛瘀止痛的作用，能治血瘀气滞引起的诸类疼痛，还能补益气血，使瘀去血不虚，调和血瘀体质。

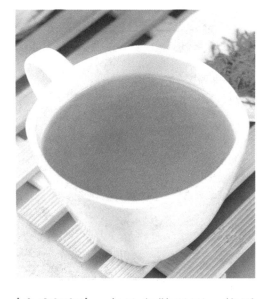

**|食疗解析|** 本品辛散温通，能活血畅通经脉，散瘀止痛，尤其适宜兼有体寒、月经不调的女性血瘀体质者。

# 红花活血茶

**活血通经除瘀痛**

**原料：** 红花 15 克

**调料：** 冰糖 20 克

## 做法

1 将红花放入盛水的碗中，搅拌片刻，洗掉杂质，把洗好的红花过滤出来。

2 砂锅中倒入清水煮开，倒入红花，煮10分钟，煮至红花析出有效成分。

3 揭盖，放入冰糖，煮至其溶化，将茶倒入杯中即可。

# 气郁体质——胸闷
## 抑郁喜叹气

一般来说，气郁和人本身的性格有关：有的人平素性情急躁、易怒、易激动；有的人经常郁郁寡欢、性格多疑；有的人由于个人欲望得不到实现，长期忧愁、郁闷、焦虑等，有了心事也不愿意讲出来，自己也不能化解，时间一长，堵在心里的怨气越来越多，就觉得心烦胸闷。

**形体特征：** 形体瘦者为多。

**心理特征：** 性格内向不稳定、敏感多虑。

**发病倾向：** 易患脏躁、梅核气、百合病及郁证等。

**对外界环境适应能力：** 对精神刺激适应能力较差，不喜欢阴雨天气。

**常见表现：** 神情抑郁，情感脆弱，烦闷不乐，舌淡红，苔薄白。

## 枳实茶

### 破气消积除痰痞

**原料：** 水发枳实 25 克

### 做法

1 砂锅中注入适量清水烧开，倒入洗好的枳实。

2 盖上盖，大火烧开后用小火煮20分钟，至其析出有效成分。

3 关火后揭开盖，盛出煮好的枳实茶，滤入杯中，待其稍微放凉后即可饮用。

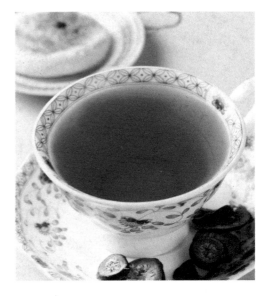

**|食疗解析|** 本品苦降下，辛行散，微寒而不温燥，既善于破气消积以除胀满，又长于行气消痰，调和气郁体质，对梅核气有益。

# 玫瑰香附茶

疏肝理气调经痛

**原料：** 玫瑰花 1 克，香附 3 克

**调料：** 冰糖少许

## 做法

1 将玫瑰花、香附用清水洗净。

2 取一个干净的茶杯，倒入备好的香附、玫瑰花、冰糖，注入适量开水。

3 盖上盖，泡约10分钟，至药材析出有效成分。揭盖，趁热饮用即可。

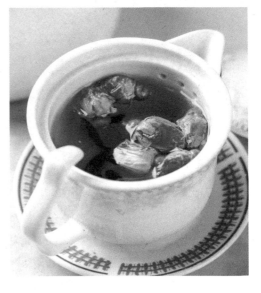

**|食疗解析|** 本品入肝经而善疏肝，入三焦经而善理气，为疏肝理气之佳品，可使气郁体质者肝气舒畅、气血和顺。

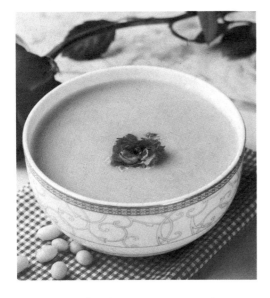

**|食疗解析|** 本品善疏理气机，既行气解郁，治肝胃不和的气滞胀痛；又活血调经，治肝郁气滞的痛经；适宜气郁体质的女性饮用。

# 玫瑰薏苡仁豆浆

疏肝解郁调气机

**原料：** 水发黄豆 45 克，水发薏苡仁 40 克，玫瑰花 7 克

## 做法

1 将已浸泡8小时的黄豆和薏苡仁，加入适量清水，用手搓洗干净。

2 将洗好的材料倒入豆浆机中，放入洗好的玫瑰花，注入适量清水，开始打浆。

3 把煮好的豆浆倒入滤网，滤取豆浆，倒入碗中，撇去浮沫即可。

# 特禀体质——容易过敏的体质

特禀体质又称特禀型生理缺陷、过敏。"特禀"指的是特殊禀赋，是指由于遗传因素和先天因素所造成的特殊状态的体质，主要包括过敏体质、遗传病体质、胎传体质等。特禀体质有多种表现，比如有的人即使不感冒也经常鼻塞、打喷嚏、流鼻涕，容易患哮喘。

**形体特征：** 一般无特殊体形；先天禀赋异常者或有畸形或有生理缺陷。

**心理特征：** 随禀质不同情况各异。

**发病倾向：** 易患哮喘、荨麻疹、花粉症及药物过敏等。

**对外界环境适应能力：** 适应能力差。

**常见表现：** 常见哮喘、风团、咽痒、鼻塞等。

## 黄芪大枣枸杞子茶

益肺固表补中气

**原料：** 黄芪15克，大枣5枚，枸杞子5克

### 做法

1 锅中注入适量清水，倒入黄芪、大枣，浸泡约25分钟，使之煮制时容易熟软。

2 盖上盖，用大火煮开后转小火，续煮20分钟至药材有效成分析出。揭盖，放入枸杞子，拌匀，盖上盖，稍煮一会儿至枸杞子熟软。

3 揭盖，关火后盛出，装碗即可。

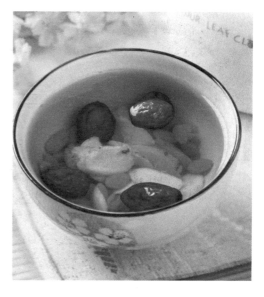

**|食疗解析|** 特禀体质者应多食益气固表的食物。本品既善补中气，又善补肺气以固表，能增强特禀体质者的抵抗力。

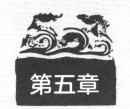

# 第五章

# 药食配伍，掌握安养脏腑的精髓

中医认为，脏腑是人体的中心，而以心为主宰，各部分都是独立的器官，通过经络、气血等紧密联系，共同维护身体的运转。因此，保养五脏六腑，对身体健康大有裨益。都说人有五脏六腑，自然界有五味、五果、五畜、五菜，其实它们之间是有对应关系的。只要我们能掌握好它们之间的规律，用食物调理自己的脏腑，日常养生也能事半功倍。

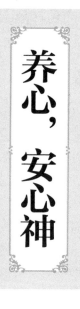

**养心，安心神**

在人的组织器官中，有些器官根据人的日常生活规律是可以得到休息的，但人的心脏从生命形成一直到死亡前一直在有规律地跳动。进入中年后，人的各项器官开始出现老化现象，特别是血管老化，使心脏负荷加重，以满足全身组织器官供血的需求。爱护身体，我们要学会养护自己的心脏。

# 心脏健康自测

心脏功能不好的表现有很多，而且个人的表现
又各不相同，但大体上有以下几种：

| | |
|---|---|
| ☐ **胸痛** | 胸痛是最常见的心脏病信号，常位于胸骨后，是一种紧缩性压榨性疼痛，常可放射至左肩、左臂，甚至可达左手无名指，持续时间较短。有些人症状表现不明显，有时只是感到气不够用或心窝难受，有时表现为上腹痛、肩痛、下牙痛，应引起足够重视。 |
| ☐ **心慌、气短** | 如做一般性家务或连续爬上三层楼，就会感到心跳明显加快，并且出现呼吸急促、胸闷等症状，常是心脏功能减弱的表现。 |
| ☐ **不能平卧** | 不能平卧是具有典型意义的心脏病表现，早期可能只有把枕头抬高才能睡觉，否则就会感觉胸闷；后期常有不能平卧，或夜间憋醒，必须坐起来才能缓解的情况。 |

☐ **局部发紫**　　口唇、鼻尖、耳垂、指端等部位颜色发紫，是有些心脏病的特征，如肺源性心脏病、发绀型先天性心脏病，这些是血流不畅的表现，说明心脏功能减退。

☐ **咳嗽**　　较长时间咳嗽，特别是原因不明的咳嗽，可能是心脏功能不良的迹象。

☐ **颈静脉怒张**　　两侧颈静脉像蚯蚓一样膨胀起来，说明上腔静脉回流不畅，如按压肝脏时颈静脉怒张更明显，称之为肝颈静脉回流征，说明心脏病变严重。

☐ **下肢水肿**　　下肢出现水肿，在水肿处用手指一压就会出现一个坑，早期发现在足背、脚趾、踝关节部，是心功能不良的表现之一。

☐ **心律失常**　　自测脉搏如发现不规则乱跳；或出现脉搏过速，心跳次数大于 100 次 / 分；或过慢，小于 60 次 / 分；都可能是心脏病的信号。

☐ **疲乏无力**　　自觉浑身没劲、疲乏无力，可能是心脏病的早期信号。

☐ **头晕目眩**　　突然出现一阵心悸、头晕、眼前发黑，有要跌倒的感觉，是心脏收缩力减退，引起脑部缺血的表现。

☐ **出汗**　　突然出冷汗是心脏病发作的一个常见征兆，即使是静坐不动也会不停地出汗。

# 养心药膳房

人的五脏六腑中，心属君主之官，全身气血的运行要靠心脏的有力跳动来完成。但由于来自工作、生活上的压力，会使心脏不堪重负。要学会保护自己的心脏，学会几道心脏的养生药膳很有必要。

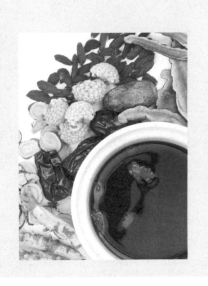

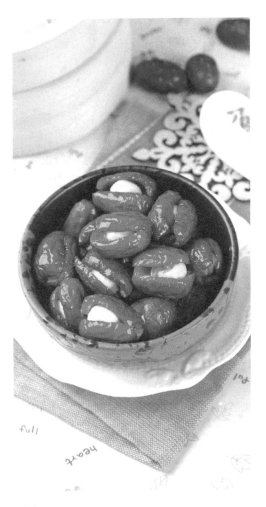

# 蜜汁蒸大枣莲子

**养血安神补中气**

**原料：** 大枣 15 枚，莲子 15 颗

**调料：** 食用油适量，白糖 15 克，蜂蜜 20 克

## 做法

1 洗净的大枣切开，去核，放入莲子包好，装入蒸碗。注水烧开，放入大枣莲子；盖上盖，蒸 20 分钟；揭盖，取出蒸好的大枣莲子。

2 锅中注水烧开，加入白糖、蜂蜜稍稍搅拌至糖溶化，倒入食用油拌匀。

3 关火后将煮好的蜜汁淋到大枣莲子上面即可。

**|食疗解析|** 本品既能补中益气，又能养血安神，为气血双补的佳品，能改善气血两虚引起的失眠、心悸等不适。

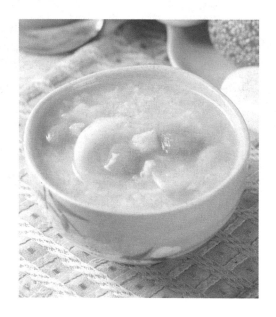

# 龙眼百合茯苓粥

**补益气血安心神**

**原料：** 水发大米 100 克，龙眼、鲜百合、茯苓各少许

**调料：** 盐少许

**做法**

1 砂锅中注入适量清水烧开，倒入洗净的大米搅拌均匀，大火煮沸，放入备好的龙眼肉、茯苓；盖上盖，转小火煮约 30 分钟至大米熟软。

2 揭开盖，倒入洗净的百合，转大火略煮片刻，加入少许盐拌匀至入味。

3 关火后盛出煮好的粥即可。

**|食疗解析|** 本品补益而不滋腻，补心脾、益气血、安心神，治疗心脾两虚引起的心悸、失眠，还能清心利水、改善心源性水肿。

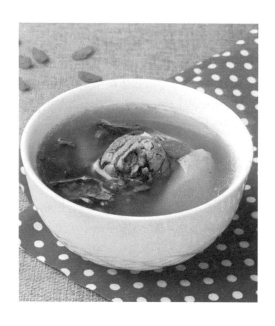

# 枣仁补心血乌鸡汤

**养心安神益肝脏**

**原料：** 酸枣仁 15 克，怀山药 12 克，枸杞子、天麻、玉竹各 9 克，大枣 6 枚，乌鸡块 200 克

**调料：** 盐 2 克

**做法**

1 药材泡发 10 分钟，乌鸡块余除血水。

2 砂锅注水，倒入余好的乌鸡块，放入泡好的药材（枸杞子除外），大火煮开后转小火煮至食材熟透，加入枸杞子续煮约 20 分钟。

3 揭盖，加入盐搅匀，关火盛出即可。

**|食疗解析|** 本品善养心、补肝、益胆而安神，善治心阴不足、心血亏虚引起的心神不安、失眠多梦等病症。

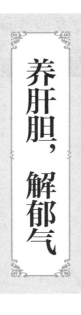
中医有"五脏六腑"的说法，肝脏属于"五脏"之一，而与之对应的"腑"正是胆腑。肝主疏泄，胆主通降。胆汁的正常排泄，依靠肝的疏泄功能，而肝脏功能失常，势必影响胆汁的分泌和排泄。反之，胆汁排泄不畅也会影响肝的疏泄。另外，在精神情志方面，肝调畅情志，胆主决断，都与人之勇怯相关。肝胆之间彼此协调，我们的"胆色"才会"壮"。

# 你的肝胆还好吗

肝胆的常见疾病有肝炎、脂肪肝、胆结石等，当这些疾病被检查出来时问题已经很严重了，如果平时多用心觉察自己的身体症状，就可以对肝胆进行及时调理。

| | | |
|---|---|---|
| ☐ | **肝胆代谢异常** | 肝胆功能异常导致凝血因子合成异常，可致牙龈出血、鼻出血等出血倾向；激素代谢异常，可致性欲减退、男性乳房发育、女性月经失调、皮肤小动脉扩张等；脂肪代谢异常可形成脂肪肝。 |

| | | |
|---|---|---|
| ☐ | **乏力易疲劳** | 这是肝胆失常最常见的症状，多是由于肝细胞损害，致血清转氨酶等酶类增高而胆碱酯酶降低所致，也可能是由于食欲下降、饮食减少、营养不良引起的。 |

| | | |
|---|---|---|
| ☐ | **出现肝胆病面容** | 表现为面色暗黑、黄褐无华、粗糙、唇色紫暗等，还可引起颜面毛细血管扩张、蜘蛛痣。 |

| □ 巩膜发黄 | "巩膜发黄"是诊断肝胆疾病的重要依据，甚至可见体表皮肤黄染，更甚者尿、痰、泪液及汗液也被染黄，唾液一般不变色。 |

| □ 眼睛干涩，眼红有血丝，视力模糊 | 肝胆火旺盛主要由生活不规律、不良情绪积郁，或者烟酒过度导致。肝经循行于头、耳、胸胁，所以出现头昏脑涨、两耳轰鸣、胸胁胀痛。同时中医有"肝主目"的说法，因此肝火旺盛还常常出现眼部症状，如眼红、眼干、眼部分泌物多等。另外，"肝火大"还会引起口干舌燥、口苦、口臭、睡眠时翻来覆去、易醒、身体闷热等。 |

| □ 吃油腻食物胃不适 | 食物中的脂类物质需要胆汁进行乳化才能被吸收。如果吃油腻食物感觉胃不适，说明需要对胆囊功能进行调理。如果胆汁不能适当乳化脂肪，这会导致小肠激惹，特别是食用氢化脂肪时症状更明显。 |

| □ 大便粘马桶或油脂光泽 | 大便粘马桶或油脂光泽的大便是肝胆功能障碍的指征。脂肪需要肝脏分泌和胆囊释放足够量的胆汁来乳化才能被吸收。胆囊释放胆汁减少将导致部分没被消化的脂肪进入大肠，产生油脂光泽的大便，富含脂肪的大便常表现出粘马桶状态。这也提示胆汁分泌不足或淤阻。 |

| □ 坐船、飞机及乘车不适 | 此症状出现的最常见原因是内耳平衡感受器的平衡觉紊乱，这也是肝与胆囊需要调理的信号。恶心经常在消化功能障碍时出现，恶心最常见的一个原因就是胆汁不足或胆汁淤积。胆汁是肝脏清除毒素的一个路径，胆汁流出被抑制，毒素就会在体内堆积导致恶心感。胆汁排出被抑制可由多种不同因素引起，包括肝损伤。 |

# 养肝药膳房

肝胆是身体重要的器官，肝胆也是非常脆弱的，容易受到各种疾病的侵袭，威胁着我们身体的健康。尤其是在春季，肝脏和胆囊中的一些小毛病会变得更为严重。要保护肝胆，就要避免环境中的化学物质污染，少吃动物脂肪和油炸食品，还要学会几道养护肝胆的药膳。

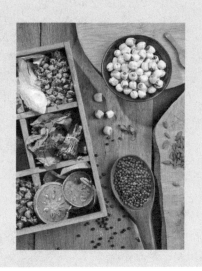

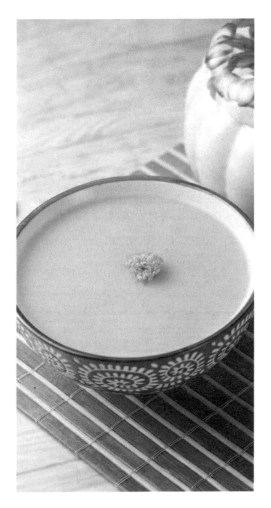

# 菊花枸杞子豆浆

## 滋补肝肾散风热

**原料：** 水发黄豆100克，菊花、枸杞子各少许

### 做法

1 将已浸泡好的黄豆放入碗中，注入适量清水，用手搓洗干净。
2 取豆浆机，倒入备好的黄豆、菊花、枸杞子，注入适量清水，盖上豆浆机机头，选择程序，开始打浆，待豆浆机运转约20分钟，即成豆浆。
3 断电后取下豆浆机机头，将豆浆倒入滤网中，滤取豆浆即可。

**|食疗解析|** 本品滋补肝肾而明目，疏散肝胆风热、提高造血功能，可调养肝血不足引起的视力昏花和夜盲症。

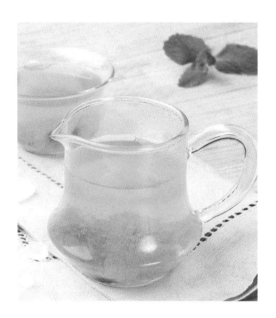

# 清甜菊花茶

**益气养阴安心神**

**原料：** 菊花 20 克
**调料：** 冰糖 30 克

### 做法

1 注入适量清水清洗菊花，捞出洗好的菊花，沥干水分待用。
2 砂锅注入适量清水，倒入菊花、冰糖，煮约 15 分钟。
3 茶水煮好，断电，取下壶体，打开壶盖，将煮好的茶倒入杯中即可。

**|食疗解析|** 本品香、甘而益养，入肝经，善泄热益阴而平肝明目，兼清解肝胆热毒，对于肝胆火盛所致的目赤肿痛有效。

# 柴胡枸杞子甲鱼汤

**疏肝解郁退虚热**

**原料：** 甲鱼500克，白术、桃仁、柴胡、枸杞子各5克，姜片少许
**调料：** 盐1克，料酒5毫升

### 做法

1 把所有药材放入药包系好；锅中注水烧开，倒入甲鱼，加3毫升料酒氽去血水。
2 砂锅注水烧热，放入药包、甲鱼、姜片及2毫升料酒；盖上盖，用大火煮开后转小火炖2小时。
3 放盐调味，拌匀，装入碗中即可。

**|食疗解析|** 本品入肝、胆经，能调理肝气而疏肝解郁、调经止痛，还能清退肝阴或肝血亏虚引起的虚热。

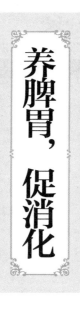

养脾胃，促消化

脾为脏，胃为腑，它们虽然是两个独立的器官，但关系却极为亲密。中医认为，脾不离胃，胃不离脾，脾胃是一个整体，包括整个消化系统。

# 脾胃病有踪迹可寻吗

脾胃出了毛病，症状主要可概括成8个字：纳呆、腹胀、腹泻、便溏。即不想吃饭，吃饭不香；不吃不胀，吃一点东西就发胀；拉肚子，水和粪能分开叫"腹泻"，水和粪均匀混合叫"便溏"。如发现自己有这几种情况，就该注意是不是脾胃出了问题，须尽快就医。仔细观察肤色、五官状态，也能看出脾胃是否有问题。

| □ 脸色发黄 | 一个人的脸色暗淡发黄，可能是脾虚，主要表现为吃饭不香，饭后肚子发胀，有腹泻或便溏症状。如果没有及时治疗，脸色就会逐渐变成"萎黄"，即脸颊发黄、消瘦枯萎，这是因为脾的气和津液都不足，不能给身体提供足够营养造成的。与萎黄相反是黄胖，即面色发黄且有水肿。 |
| --- | --- |
| □ 鼻头暗淡 | 用手摸摸鼻头会发现有一个小坑，以小坑为中心，周围就是反映脾脏生理功能、病理变化最明显的区域。如果鼻头发红是脾胃有热证，表现为特别能吃，但吃完容易饿、消化吸收不好、口苦黏腻等。 |

□ **口唇无血色、干燥** 《黄帝内经》中指出"口唇者，脾之官也""脾开窍于口"。意思是说，脾胃有问题会表现在口唇上。一般来说，脾胃很好的人，其嘴唇红润、干湿适度、润滑有光。反过来看，如果一个人的嘴唇干燥、脱皮、无血色，就说明脾胃不好。

□ **睡觉时会流口水** 《黄帝内经》中还指出"脾主涎"，这个"涎"是脾之水、脾之气的外在表现。一个人的脾气充足，涎液才能正常传输，帮助我们吞咽和消化，也会老老实实待在口腔里，不会溢出。一旦脾气虚弱，"涎"就不听话了，睡觉时会流口水。如果经常不自觉流口水，可从健脾入手进行调理。

□ **便秘** 正常情况下，人喝进去的水通过脾胃运化，才能成为各个脏器的津液，如果脾胃运化能力减弱，就会导致大肠动力不足，继而造成功能性便秘。

□ **睡眠不好** 古语讲"胃不和，卧不安"。脾胃不好的人，睡眠质量也会降低，出现入睡困难、惊醒、多梦等问题。

□ **精神状态不佳** 脾胃运化失常，容易导致健忘、心慌、反应迟钝等。相反，脾胃健运，能让大脑得到滋养，就会神清气爽、精力旺盛、思考敏捷。

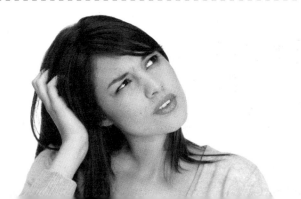

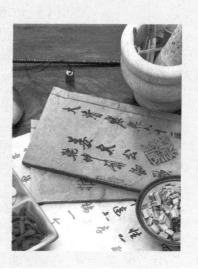

# 养脾胃药膳房

脾胃之所以被称为"后天之本",主要是因为人体的生命活动有赖于脾胃输送的营养物质。脾胃健运,能让身体气血充足,但喝酒、暴饮暴食、爱吃冰冷食物等不健康的生活习惯,让原本脆弱的脾胃更不堪重负。所以,我们要学会几道保健脾胃的药膳,好好养护后天之本。

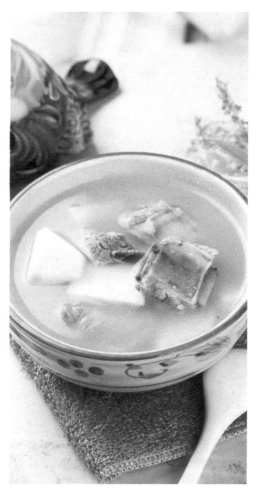

# 健脾山药汤

## 健脾养胃补气阴

**原料:** 排骨 250 克,姜片 10 克,山药 200 克

**调料:** 盐 2 克,料酒 5 毫升

### 做法

1 将洗净的排骨加 2 毫升料酒氽去血水。

2 砂锅注水烧开,放入姜片,倒入排骨,加入 3 毫升料酒,小火煮 30 分钟至排骨八九成熟.揭盖,放入洗净切好的山药,用大火煮开后转小火续煮 30 分钟至食材入味。

3 揭盖,加入盐,拌匀,关火后盛出煮好的汤,装碗即可。

**|食疗解析|** 本品甘平补虚,兼收涩,为治脾气虚的佳品,能健脾养胃,适合脾胃虚弱之饮食不佳、腹泻者食用。

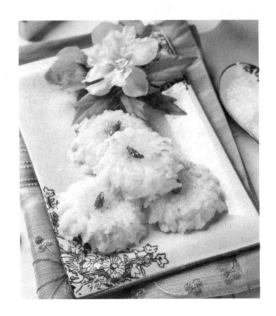

# 莲子糯米糕

**涩肠止泻健脾胃**

**原料：** 水发糯米 270 克，水发莲子 150 克

**调料：** 白糖适量

## 做法

1 莲子煮至变软，剔除莲芯，碾成粉末状与糯米混匀，装入蒸盘。

2 蒸锅上火烧开，放入蒸盘，用大火蒸约 30 分钟，至食材熟透。

3 关火后取出放凉。盛入模具中，修好形状，脱去模具，撒上白糖即可。

**|食疗解析|** 本品补虚与固涩兼具，补脾胃之虚，涩肠固精、安神，对于脾胃虚弱引起的久泻、食欲不振有一定的疗效。

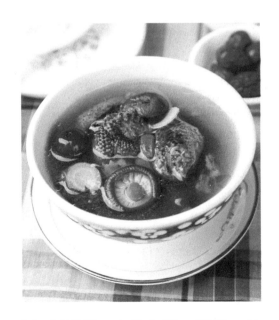

# 西洋参黄芪养生汤

**补益中气调脾胃**

**原料：** 西洋参 12 克，黄芪 15 克，茯苓 12 克，枸杞子 9 克，大枣 6 枚，小香菇 20 克，乌鸡块 200 克

**调料：** 盐 2 克

## 做法

1 将茯苓、黄芪装入隔渣袋，乌鸡块汆去血水，小香菇泡发好。

2 砂锅注水，倒入乌鸡块、大枣、隔渣袋、西洋参和小香菇，煮 100 分钟，放入枸杞子，续煮 20 分钟。

3 揭盖，加入盐调味，盛出即可。

**|食疗解析|** 本品入脾、胃经，补中气，能通过补气而生血、摄血，适合脾胃气虚难以摄血而致崩漏、出血难止者食用。

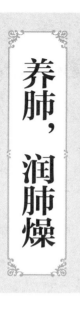

## 养肺，润肺燥

肺为体内外气体交换的场所，肺吸入自然界的清气，呼出体内的浊气，实现了体内外气体的交换，通过不断地呼浊吸清，吐故纳新，促进气的生成，调节着气的升降出入运动，从而保证了人体新陈代谢的正常进行。

# 肺不好的表现有哪些

肺是我们身体的重要器官，对身体的正常运作起着非常重要的作用。随着空气污染日益严重，肺部的保健已经成为大众关注的热点。那么，肺失健康有何前兆呢？

| ☐ 皮肤呈晦暗锈色 | 肺脏是最易积存毒素的器官之一，每天的呼吸都会将空气中飘浮的细菌、病毒、粉尘等有害物质带入肺脏。中医认为肺管理全身的皮肤，皮肤是否润泽、白皙，都要靠肺的良好功能。当肺中毒素比较多时，毒素会随着肺的作用沉积到皮肤上，使肤色看起来没有光泽，呈晦暗的锈色，皮肤粗糙、毛孔大。建议平时在空气清新的地方做深呼吸，然后主动咳嗽几声，可以帮助肺脏排毒，也可以多吃些有利肺脏的食物，如萝卜、百合等。 |
| --- | --- |
| ☐ 便秘 | 中医认为，肺脏和大肠是一套系统，当上面肺脏有毒素时，下面肠道内也会有不正常淤积，就出现了便秘。 |

| | |
|---|---|
| □ 咳嗽 | 肺部不好的主要症状是咳嗽。肺咳是以咳嗽为主症，比如感冒、咽炎等；喘息有音可见于肺炎、支气管哮喘等病；甚则咯血可见于支气管扩张、肺结核、肺癌等病。此外，咳嗽是肺癌早期最常见的症状，但也有一些人没有任何症状，这取决于肿瘤的具体位置。如果肿瘤位置靠近肺、支气管内膜，往往会出现咳嗽症状；如果不在这些位置，刺激不到咳嗽反射神经，就可能没有咳嗽症状，甚至整个病程没有呼吸道症状，即所谓的"肺外症状"。 |
| □ 多愁善感，容易悲伤 | 中医认为"肺在志为悲"。毒素在肺，会干扰肺内的气血运行，使得肺脏不能正常舒畅胸中的闷气，使人多愁善感起来。 |
| □ 印堂出现病色 | 印堂的正常气色比周围的气色略微偏白，就像用透明的白色丝绸包裹着红色一样，白里透红最好。如果印堂不是白里透红，而是变成了苹果一样的鲜红色，说明肺有热；如果印堂发白，可能是肺气虚。 |
| □ 胸闷、气急，憋气差 | 用不紧不慢的速度一口气登上三楼，即感到明显的气急与胸闷，说明肺功能差；深吸气后憋气，能憋气达30秒表示肺功能良好，能憋气达20秒以上者也不错，20秒以下说明肺功能较差。 |

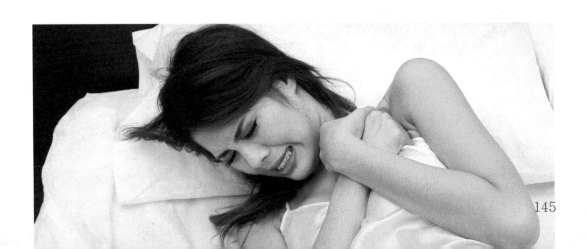

# 养肺药膳房

人在冬天总会感觉皮肤干燥、嗓子不舒服，是身体哪个器官不健康造成的呢？答案是肺。在污染严重的环境下，正视健康，尤其是肺的健康，显得尤为重要。肺部不好，不仅会引起咳嗽和呼吸道疾病，还会影响你的容颜！学会几道保健肺脏的药膳显得尤其重要。

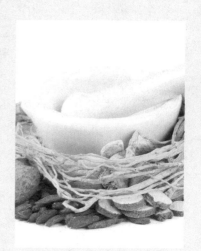

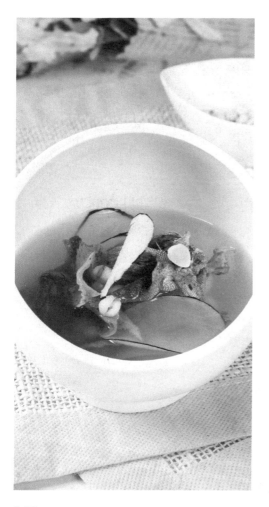

# 川贝蛤蚧杏仁瘦肉汤

## 止咳平喘理肺气

**原料：** 川贝 20 克，甜杏仁 20 克，蛤蚧 1 只，瘦肉块 200 克，海底椰 15 克，陈皮 5 克，姜片少许

**调料：** 盐 2 克

### 做法

1 瘦肉块氽去血水。

2 砂锅注入适量清水，倒入瘦肉块、蛤蚧、甜杏仁、陈皮、海底椰、川贝、姜片，拌匀．加盖，大火煮开后转小火煮 3 小时至有效成分析出。揭盖，加入盐，搅拌片刻至入味。

3 关火盛出煮好的汤，装入碗中即可。

**|食疗解析|** 本品清肺化痰、止咳，为治疗肺热燥咳及虚劳咳嗽佳品，也可治疗气逆、气虚引起的喘嗽。

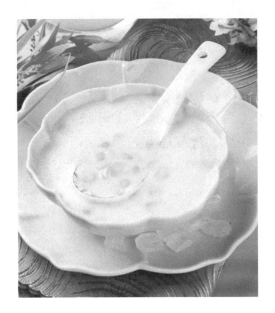

**|食疗解析|** 本品入肺、大肠经，上能降肺气以止咳喘，下能润肠燥以通大便，略兼宣肺气，善治多种咳喘与肠燥便秘。

# 牛奶杏仁露

肃降肺气止咳喘

**原料：** 牛奶 300 毫升，杏仁 50 克，水淀粉 50 毫升

**调料：** 冰糖 20 克

**做法**

1 砂锅中注水烧开，倒入杏仁，拌匀；盖上盖，用大火煮开后转小火续煮 15 分钟至熟。

2 揭盖，加入冰糖，搅拌至其溶化，倒入牛奶，拌匀，用水淀粉勾芡。

3 稍煮片刻，搅拌至浓稠状，关火后盛出，装碗即可。

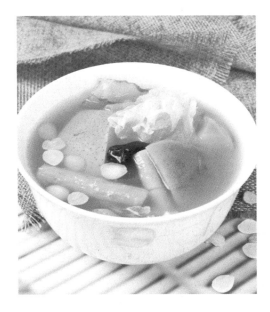

**|食疗解析|** 本品能入肺经，滋肺阴而润肺止咳，能治疗肺燥咳嗽、阴虚痨嗽或者是阴虚后感染风热之邪引发的咳嗽。

# 沙参玉竹雪梨银耳汤

滋阴润肺止咳喘

**原料：** 沙参 15 克，玉竹 15 克，雪梨 150 克，水发银耳 80 克，苹果 100 克，杏仁 10 克，大枣 20 克

**调料：** 冰糖 30 克

**做法**

1 洗净的雪梨、苹果去核，切块。

2 砂锅注水烧开，倒入所有食材，拌匀。加盖，大火煮开后转小火煮 2 小时，加入冰糖，煮至冰糖溶化。揭盖，搅拌片刻。

3 关火后将汤盛出，装入碗中即可。

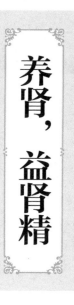

**养肾，益肾精**

如果把人体比作一个运转的公司，肾脏绝对是那个默默干活、任劳任怨的好员工。两个像拳头大小的肾脏，每天不停地过滤和清洁血液。并且，肾脏还有"轻伤不下火线"的特点。肾脏不但有巨大的代偿功能，发生病变后症状往往非常隐匿，以致被很多患者忽视，等病情恶化到了终末期，痛苦不堪。

# 判断肾脏健康的方法

虽然肾脏疾病一旦发生，大部分会造成不可逆的损伤，但只要你稍微留意，便会发现蛛丝马迹，这些信号都提示你该给自己的肾脏"检修"了。生活中千万不要忽视肾脏发出的这些求救信号。

□ **尿量变化** 　正常人每天排尿 1000 ~ 2000 毫升，如果没有大量出汗、发热等使体内液体成分减少的原因，尿量变少，可能是肾脏疾病的表现。如果发现夜尿好几回，而睡前喝的水并不多，更要警惕肾脏病变。

□ **尿性状改变** 　正常人的尿色是透明的浅黄色，而喝水少或清晨第一次排尿，则颜色稍深。如果尿色发红，或者尿中泡沫多，要去肾内科检查。

□ **小便憋不住，尿道疼痛** 　尿频、尿急、尿痛，这种症状常提示有泌尿道感染的可能。

| | | |
|---|---|---|
| ☐ | **水肿** | 肾脏是人体代谢水的器官，肾不好，水就会蓄积。有的人早上起来发现眼皮肿，或者双腿、双脚水肿，都要考虑肾脏是否出现问题。 |
| ☐ | **恶心、呕吐等消化道不适症状** | 肾脏病发展到终末期，会影响胃肠道功能，导致恶心、呕吐、食欲不振等症状，因此有了这些表现，除了看消化科，还要注意排除肾脏病。 |
| ☐ | **皮肤瘙痒** | 终末期的肾病患者，由于体内的尿素不能经尿液排出，会通过皮肤排泄，由此刺激皮肤；另外，身体内积累的毒素会导致周围神经病变，也会引起皮肤瘙痒。 |
| ☐ | **腰背疼痛** | 无明确原因的腰背疼痛应去医院检查肾脏、脊椎及腰背部肌肉等情况，明确原因。 |
| ☐ | **疲劳乏力** | 精神不振、疲劳、乏力等没劲的感觉，可能是肾病。 |
| ☐ | **经常尿路感染** | 经常尿路感染的人，治疗不彻底，时间长了，可能造成肾功能不全。 |
| ☐ | **贫血** | 肾脏除了有排泄废物等功能外，还有分泌造血激素的功能。当肾功能损害时，也会造成贫血。 |
| ☐ | **糖尿病与高血压** | 糖尿病肾病，是糖尿病的并发症。肾病也会导致高血压，血压如果高了，要检查是否得了肾病。 |

# 养肾药膳房

肾脏是我们生命的根本，保养好肾脏，就好像大树有了茁壮的根和主枝干，叶子想不茂盛都难。但是随着生活节奏加快，人们的压力过大，导致肾亏空、肾耗竭，这个时候我们可以通过药膳来养护肾脏、补肾强精，大家不妨学以致用。

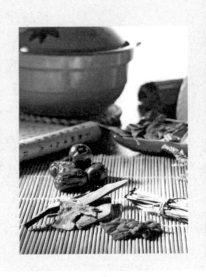

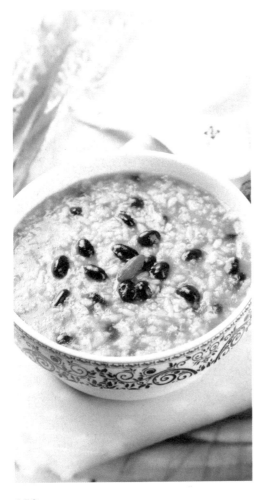

# 地黄牛膝黑豆粥

**滋阴益肾强筋骨**

**原料：** 水发粳米 100 克，水发黑豆 60 克，牛膝 12 克，生地黄、熟地黄各 15 克

## 做法

1 备一干净药袋，装入牛膝、生地黄、熟地黄，扎紧袋口，待用。砂锅注水，放入药袋，煮 15 分钟至药材有效成分析出。揭盖，取出药袋。

2 放入泡好的粳米、黑豆，拌匀，煮 30 分钟至食材熟软。

3 揭盖，搅拌一下，关火后盛出煮好的粥，装碗即可。

**|食疗解析|** 本品入肾经，补肾药力强、善养血滋阴、补精益髓，为治肾虚津亏或阴液不足之佳品。

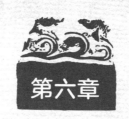

第六章

# 活学活用，
# 速效简方除病痛

　　中药这个宝库中，除了无数的经典名方，在民间还流传着非常丰富、简单而又疗效神奇的偏方、秘方、验方。它们基本上是经验的积累，被人验证，因其的确有疗效而一直流传至今。

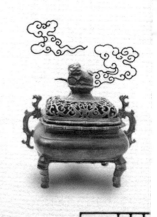

# 感冒

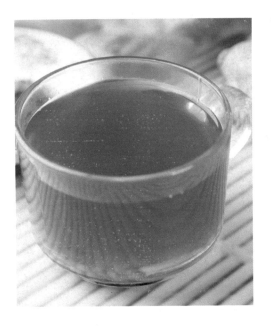

## 葱白红糖水

原料：生姜10克，葱白适量

调料：红糖20克

用法：洗净的葱白切成长段，生姜先切片再切成细丝。将葱白、生姜一起放入锅中，加水煮沸，加入红糖搅匀。趁热一次服下，盖被微出汗。每天一次，连服3天。

**功效** 生姜、葱白都是辛温食物，发汗解表，理肺通气，除风寒湿邪。此方只适用于风寒感冒。

## 杭菊冰糖茶

原料：杭菊花30克

调料：白糖适量

用法：取干净的茶杯，放入杭菊花，根据个人口味加入适量的白糖，倒入沸水冲泡2～3分钟，可看到茶水渐渐变成微黄色。每次喝时，不要一次喝完，要留下1/3杯的茶水，再加上新水冲泡喝，直至冲泡至茶味淡为止。

**功效** 杭菊自古即为药用植物，有清热明目、疏风散热之功。此茶有通肺气、止咳逆、清三焦郁火的功效，适用于风热感冒。

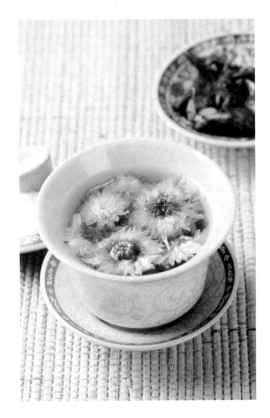

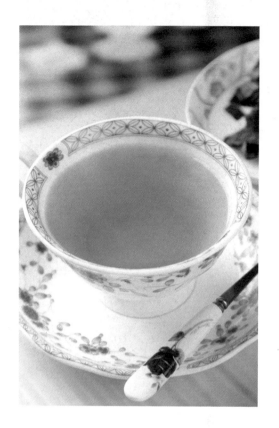

# 荷叶藿香饮

原料：藿香10克，水发荷叶5克
用法：砂锅注水烧热，倒入藿香、荷叶，煮30分钟至药材析出有效成分。将药材捞干净，将药汤盛入保温壶即可。煎煮一壶可分多次饮用，不拘时候。

**功效** 藿香具有和中止呕、发表解暑的功效，搭配能清心解暑、消风祛湿的荷叶，可增强祛暑解表、化湿止呕之功，适用于暑湿感冒，症见发热、偶尔怕风、汗出口干、喉咙疼、流稠涕、咳浓痰。

# 米醋白萝卜

原料：白萝卜250克，米醋30毫升
调料：花椒1克，盐2克，香油1毫升
用法：将白萝卜洗净，切成薄片，然后放花椒、盐，加米醋浸4小时即可。食用时淋香油，当下饭菜。每天1次，病好即止。

**功效** 民间有"冬吃萝卜夏吃姜，一年四季保安康"的说法。萝卜可顺气消食，止咳化痰；醋可消毒杀菌。此方具有辛凉解表、消食解毒之功，可防治流行性感冒，症见突然起病、畏寒高热，多伴头痛、干咳等。

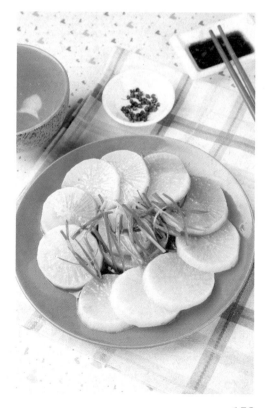

# 咳嗽

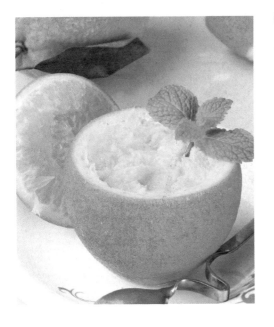

## 盐蒸橙子

原料：新鲜橙子1个

调料：食盐3克

用法：洗净的橙子切去顶部，在果肉上插数个小孔。撒上盐，静置约5分钟。蒸锅上火烧开，放入橙子，用中火蒸约8分钟至熟透，取出放凉后切小块，装入小碗中，淋入蒸碗中的汤水即可。

**功效** 橙子可理气、化痰、润肺；此方适用于秋冬感冒受凉引起的咳嗽。

## 银耳玉竹莲子百合汤

原料：银耳50克，玉竹、莲子、百合各25克

调料：冰糖适量

用法：将银耳、玉竹、莲子、百合洗净，放入锅中，加入适量清水浸泡30分钟左右，然后将锅置于旺火上炖半小时，再用小火继续炖煮20分钟至食材软烂，酌加冰糖调味。1天1剂。

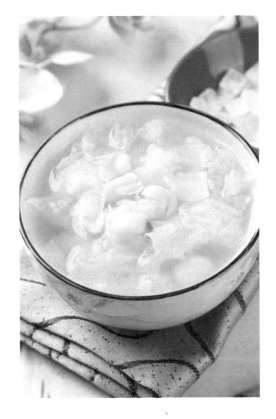

**功效** 银耳、玉竹、百合都可滋阴清热、润肺止咳；莲子益肾收涩、养心安神。此汤可用于治疗肺阴亏耗型咳嗽，症见干咳、咳声短促，或痰中带血丝，或声音逐渐嘶哑，常伴有午后潮热。

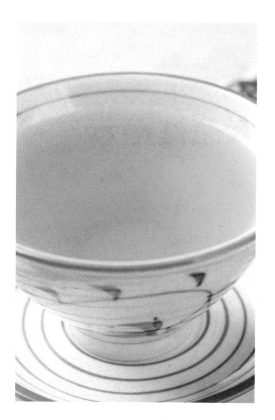

# 红糖姜枣汤

原料：鲜姜15克，大枣30克
调料：红糖30克
用法：将鲜姜洗净去皮，切成细丝；大枣洗净，掰成两半，去内核。将红糖、鲜姜、大枣放入锅中，加入3碗清水煎煮，当水只剩下一半时即可服用。1天1剂，若冷却后可稍微加热再服用，服后出微汗为佳。

**功效** 红糖益气补血、缓中止痛；生姜常用于解表、发散风寒、温中化痰；大枣养血安神、治病强身。此方主要用于伤风兼痰湿盛所致的咳嗽，症见咳嗽、头痛、肢体酸楚、痰多等。

# 鲜梨贝母

原料：鲜梨2个，贝母末6克
调料：白糖30克
用法：将梨洗净、去皮，对半剖开，挖去梨核，保留梨的外形不变，然后把贝母末及白糖填入挖去梨子核的部位，将两半梨合并放在碗内蒸熟。每天蒸2个梨，早晚各吃1个，分2次吃完。

**功效** 梨具有生津润燥、清热化痰的功效。贝母能止咳化痰、清热散结。二者加糖蒸食，能增强清热润肺、化痰散结的作用，防治风燥伤肺引起的咳嗽。

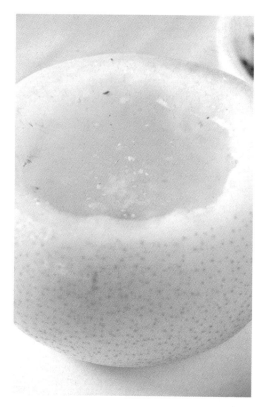

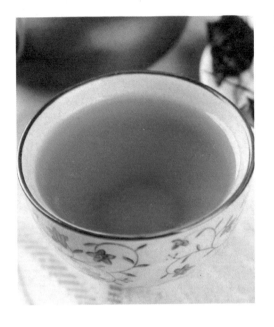

# 大葱红糖水

原料：大葱20克

调料：红糖10克

用法：洗净的大葱捣碎。锅中注入适量清水，用大火烧开，放入捣碎的大葱煮2分钟倒出，用纱布过滤去除大葱渣，加入红糖调和。早晚1次，每次100毫升。

**功效** 大葱发热散寒，红糖化瘀生津、暖脾健胃。此品利肺通阳、发汗解表，可防治寒性哮喘。

# 五味子鸡蛋

原料：五味子250克，鸡蛋10个

用法：将五味子洗净，浸泡30分钟。鸡蛋煮熟后捞出，把鸡蛋壳打碎至出现小裂纹即可。在锅中加适量冷水，加入五味子和煮熟的鸡蛋，大火煮开，转小火煮30分钟后关火，1小时后取出鸡蛋食用。每天早晨吃1个鸡蛋。

**功效** 五味子敛肺止咳、补肾宁心；鸡蛋益精补气、润肺利咽。二者搭配食用，能增强养肺益气的功能，用于肺肾两虚之虚喘，症见气息短促、形体消瘦、神疲、汗出肢冷。

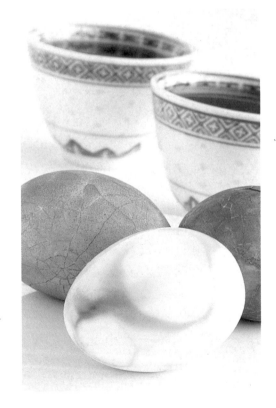

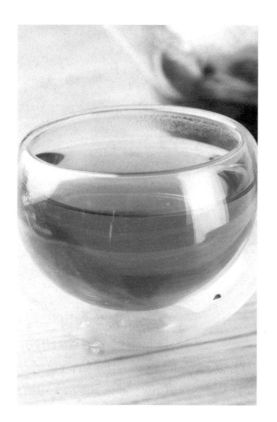

# 黄芩苏子茶

原料：黄芩、苏子各10克
用法：砂锅中注入适量清水烧开。将备好的黄芩、苏子倒入锅中，搅拌均匀。盖上盖，用小火煮20分钟，至其析出有效成分。揭开盖，搅拌片刻。将煮好的药茶盛出，装入保温杯中，分早、中、晚3次饮用。

**功效** 黄芩清热燥湿、泻火解毒；苏子降气消痰、止咳平喘。二者搭配煎煮药茶，清化热痰，用于防治痰热阻肺型哮喘，症见咳喘难止、痰黏、咳痰不爽，胸中烦闷，咳时易引起胸胁作痛，或身热口渴，恶心，饮食欠佳。

# 茯苓甘草茶

原料：茯苓12克，甘草10克
用法：砂锅中注入适量清水烧开，放入备好的茯苓、甘草，搅拌均匀。盖上盖，用小火煮20分钟，至药材析出有效成分。揭开盖，将药材及杂质捞干净。关火后盛出煮好的药汁，装入碗中，待稍微放凉即可饮用。每天1~2次。

**功效** 茯苓利水渗湿、健脾宁心；甘草缓急止痛、祛痰止咳。二者配伍煎茶饮用，能利心肺水湿、祛痰止咳，可防治心肺型哮喘，症见喘咳气逆、难以平卧、咳痰稀白、心悸、小便量少等。

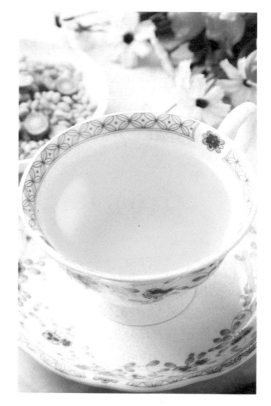

# 消化不良

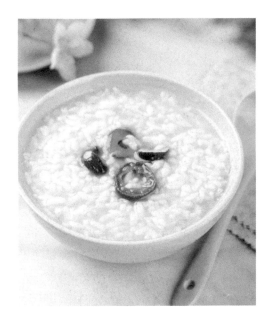

## 山楂粥

原料：山楂30克，水发大米60克
调料：白糖10克
用法：将山楂洗净。锅中注水烧开，放入山楂，煎取浓汁。取汁放入大米、白糖煮粥。分2～3次服用，每天1剂，7～10天为1疗程。

**功效** 山楂含多种有机酸，可促进胃液分泌，调节胃肠运动功能。此粥开胃健脾，可防治消化不良及其引起的食欲不振。

## 鸡内金红小豆粥

原料：水发大米140克，水发红小豆75克，葱花、鸡内金各少许
用法：砂锅中注入适量清水烧开。倒入备好的鸡内金、红小豆；放入洗好的大米，拌匀。盖上盖，煮开后用小火煮30分钟至熟。揭盖，搅拌均匀。关火后盛出，撒上葱花即可。1天1剂，7天为1疗程。

**功效** 鸡内金有健胃消食、涩精止遗、通淋化石的作用，搭配红小豆、大米等做粥食用，能增强胃肠动力，促进胃肠蠕动，有效改善消化不良及其引起的便秘。

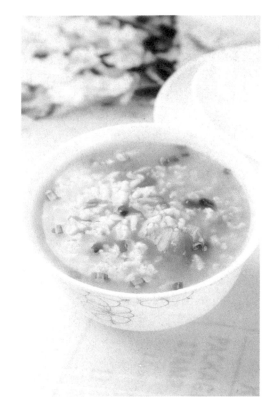

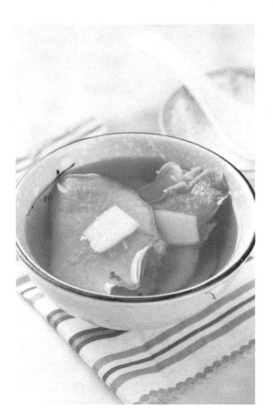

# 佛手姜汤

原料：佛手10克，生姜6克
调料：白糖适量
用法：将生姜洗净去皮，切成薄片；佛手洗净，切成小块。先将生姜、佛手放入砂锅中，加适量清水煎煮，去渣后加入白糖即可。代茶频饮。

**功效** 佛手具有理气化痰、止呕消胀、舒肝健脾等药用功能；生姜能祛冷散寒，还有解毒杀菌的作用。二者合用，能理气宽胸、和胃止呕，适用于肝胃不和所致的消化不良，症见胃部及胸口堵闷、时常呕吐、饮食不佳等。

# 三鲜消滞饮

原料：鲜山楂20克，鲜萝卜30克，鲜青橘皮6克
调料：冰糖适量
用法：将鲜山楂、鲜萝卜、鲜青橘皮洗净，切丝，放入锅中加水适量，用大火烧开后改用小火煨半小时。然后用干净的纱布过滤，弃渣取汁后，加入冰糖继续煮沸即成。每次饮用20～30毫升，每天3次，连饮3天为1疗程。

**功效** 鲜山楂健脾消食化滞、活血化痰，鲜萝卜下气、消食，橘皮理气调中。此饮可开胃助消化，防治消化不良及腹胀。

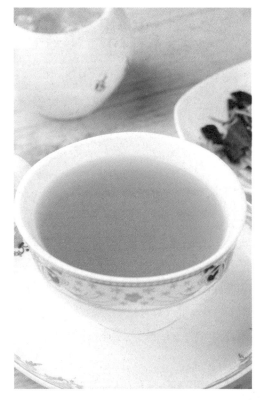

# 便秘

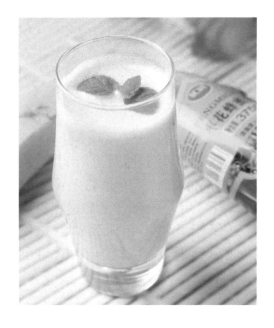

## 香蕉蜂蜜汁

原料：香蕉1根

调料：蜂蜜适量

用法：将香蕉去皮，切段，放进榨汁机中，加入适量凉开水榨汁。将香蕉汁倒入杯中，加入蜂蜜，搅拌均匀即可。早晚各1次，坚持服用1星期。

**功效** 香蕉能清热、通便、解酒，此饮能增强润肠的功能，防治肠燥便秘，症见大便干结难解，腹部胀满、疼痛，可触及硬结块。

## 蜂蜜拌黑芝麻

原料：黑芝麻200克

调料：蜂蜜适量

用法：将黑芝麻用小火炒熟，与蜂蜜拌在一起贮存在瓶子里，每天舀一两勺吃。便通即可不再食用。

**功效** 黑芝麻药食两用，可补肝肾、滋五脏、益精血、润肠燥；蜂蜜滋阴润燥、补虚润肺、解毒。二者搭配，能增强濡润肠道的作用，防治阴虚津枯型便秘，症见大便干结，如羊屎状，形体消瘦，头晕耳鸣，心烦失眠，潮热盗汗，腰酸膝软。

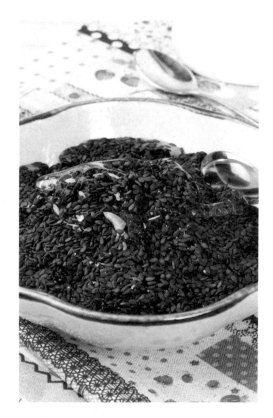

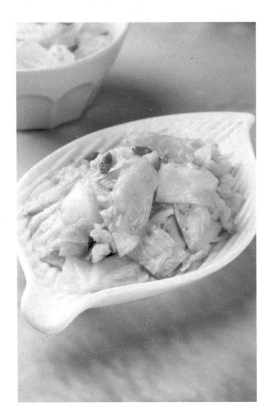

# 醋拌圆白菜

原料：圆白菜500克，高汤适量
调料：醋30毫升，黄酒、盐各适量
用法：将圆白菜加少许盐，放入开水中焯一下，放凉后挤干水分，切成块。再把醋、高汤、黄酒、盐混合后煮开制成汤料。等汤料变凉后和圆白菜一起倒入密封瓶内，储存1天即可食用。

**功效** 圆白菜善补脏腑、清肠热，含大量水分，富含维生素C，能有效濡润肠道、增强胃肠动力、促进肠胃蠕动，可以避免人类罹患肠癌。搭配醋、高汤等制成菜品，方便消化，能有效预防便秘。

# 白芍麻仁土豆粥

原料：土豆150克，水发大米80克，白芍8克，麻仁6克，葱花少许
调料：盐2克
用法：洗好的土豆切小块。砂锅注水烧开，倒入大米，加入白芍、麻仁、土豆块，烧开后转小火煮30分钟至粥黏稠。揭盖，放入盐拌匀。关火后盛出，撒入葱花即可。每天一次，便通即止。

**功效** 白芍平肝止痛、养血调经，麻仁润肠通便。二者与富含膳食纤维的土豆及温养脾胃的大米一起煮粥食用，能健脾养胃，有效调节肠道功能，促进肠道蠕动，防治肠燥便秘。

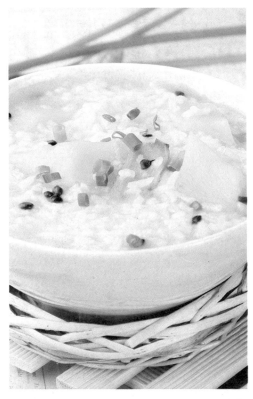

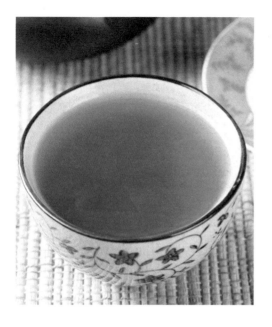

# 川芎香附茶

原料：川芎60克，香附120克，绿茶6克
用法：香附炒熟。将炒香附、川芎研成细末，混匀。取绿茶，置于保温瓶中，冲入沸水闷10分钟，取清汁趁热兑入药末10克，再闷15分钟。摇匀后，频频代茶饮用。

**功效** 川芎活血行气；香附疏肝解郁。此茶疏肝行气，适宜肝气郁滞引起的慢性头痛。

# 红花桃仁糯米粥

原料：红花、桃仁各10克，白糯米100克
调料：红糖适量
用法：将红花、桃仁洗净；白糯米洗净，浸泡半小时。然后将红花放入锅中，加入适量清水煎煮30分钟。再往锅中加入糯米和桃仁，煮成粥即可。每天早晚各服食1次。

**功效** 红花、桃仁均能活血化瘀，与糯米煮粥食用，能增强活血化瘀、理气止痛之功，可用于气血瘀滞、血行不畅引起的头痛，症见头痛经久不愈，其痛如刺，入夜加重，固定不移等。

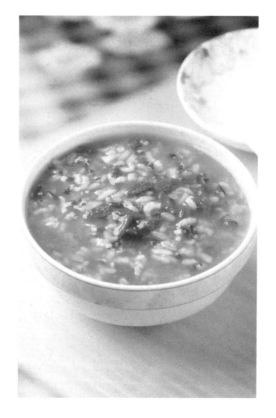

# 失眠

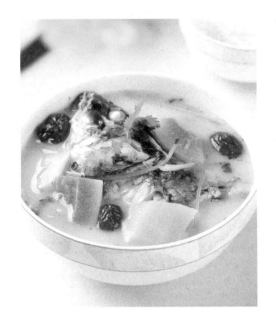

## 🥄 木瓜鲤鱼汤

原料：鲤鱼800克，木瓜200克，大枣8克，香菜少许

调料：盐1克，食用油适量

用法：木瓜切块，香菜切大段，鲤鱼入锅注油煎2分钟至表皮微黄。砂锅注水，放入原料，用大火煮30分钟至汤汁变白。揭盖，倒入香菜、盐拌匀即可。

**功效** 木瓜和胃化湿，鲤鱼温补脾胃。此汤和胃化滞、宁心安神，适用于胃气失和引起的失眠。

## 🥄 莲子百合瘦肉粥

原料：大米100克，莲子25克，百合150克，大枣6枚，瘦肉丝50克

调料：盐3克

用法：砂锅注水，加入大米、莲子，盖上盖，大火煮开后转小火焖30分钟。开盖，加入大枣，盖上盖，小火继续煮15分钟。加入盐、百合、瘦肉丝拌匀，小火煮至百合熟软。每天服1剂，分次食用。

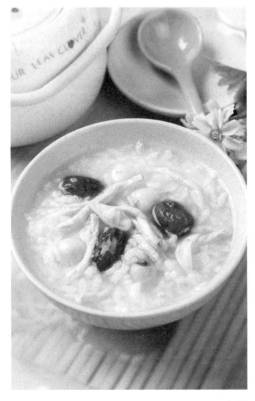

**功效** 百合宁心安神；莲子养心安神。食用此粥可以增强养心之力，安神宁志。可用于心脾两虚引起的失眠，症见多梦易醒、心悸健忘、神疲食少、头晕目眩。

# 高血压

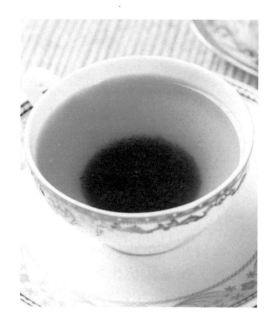

## 决明子茶

原料：决明子250克

调料：蜂蜜3克

用法：将决明子放入干净的杯中，用沸水冲泡，再加入蜂蜜调匀，代茶饮用，每天2～3次。

**功效** 决明子有清肝明目、利水通便、祛风湿、益肾的作用。本方可治疗高血压引起的头痛等症。

## 芹菜蜂蜜汁

原料：鲜芹菜适量

调料：蜂蜜适量

用法：芹菜洗净，切成段，放入榨汁机中榨取汁液，取芹菜汁加入等量的蜂蜜，加热搅匀。每天服3次，每次40毫升。

**功效** 芹菜有清热除烦、凉血补血、润肺止咳、平肝降压的作用，搭配蜂蜜榨汁饮用具有平肝清热、祛风利湿的功效，可用于治疗高血压引起的眩晕、头痛、面红目赤，对降低血清胆固醇同样有很好的疗效。

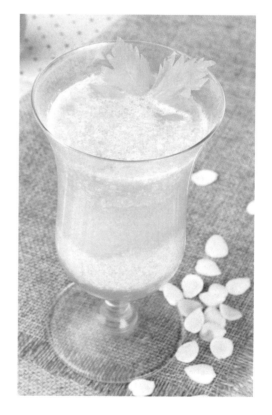

# 高脂血症

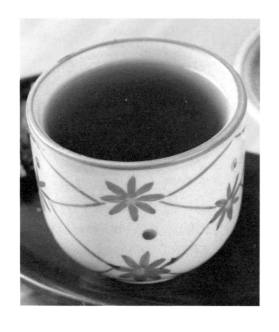

## 山楂首乌消脂茶

原料：山楂15克，何首乌15克

用法：将山楂、何首乌分别洗净，切碎，一同放入锅中，加入适量清水，浸泡2小时，再煎煮1小时，然后去渣取汤当茶饮用，每天2～3次。

**功效** 山楂健胃、消积化滞，何首乌补益精血、补肝肾。此饮可增强化瘀降脂功效，加速人体脂肪的分解代谢，帮助软化血管、改善微循环，还可防治脂肪肝。

## 决明子粳米粥

原料：决明子20克，粳米100克

用法：决明子炒至微香，放入砂锅，加水煎汁滤渣。将粳米、药汁、适量清水放入锅内，以大火烧开后，转小火熬成稀粥。日服1剂，分次食用。

**功效** 决明子味苦、甘、咸，性微寒，入肝、肾、大肠经，能润肠通便、降脂明目，治疗便秘及高脂血症、高血压。其与粳米一同煮粥食用，适宜高脂血症患者食用，可加速脂肪代谢，降低血液的黏稠度。

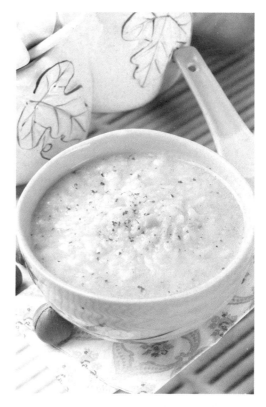

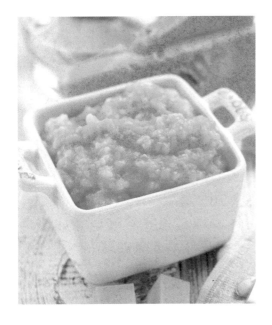

# 南瓜粥

原料：南瓜250克，粳米100克
用法：粳米洗净，浸泡半小时。南瓜去皮洗净、切片，与粳米一同煮粥。每天早晚餐食用，连服1个月。

**功效** 南瓜具有生肝气、养肝血的功能，有利水功效，对改善糖尿病引起的水肿症状有一定的疗效；粳米善和五脏、补虚损。二者配伍煮粥，能降糖止渴，适合糖尿病患者食用。

# 黄精茅根茶

原料：黄精50克，白茅根30克
用法：将黄精、白茅根一同研成细末，每次取5～7克用开水泡茶饮用，每天2次。

**功效** 黄精具有补气养阴、健脾润肺的功能，白茅根有凉血止血的功效。二者合用，能滋阴除烦、安养肺脏，可用于防治肺热津伤引起的糖尿病，症见心烦难安、口渴多饮、口干舌燥、失眠、尿频、尿量多。

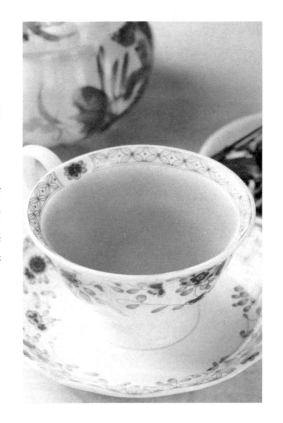

# 鼻炎

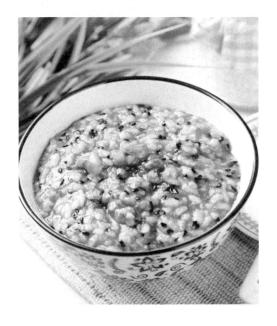

## 芝麻蜂蜜粥

原料：黑芝麻50克，粳米200克
调料：蜂蜜50克
用法：先将黑芝麻炒熟，研成细末。用慢火熬粳米，待米开花后，加入黑芝麻末和蜂蜜，熬至粥成。早晚食用。

**功效** 黑芝麻具有益精血、润肠燥等功效；蜂蜜能滋养、润燥、解毒。二者与粳米一起煮粥，可滋阴润燥，适用于干燥性鼻炎，症见鼻内发干，鼻内有刺痒感或异物感。

## 菊花栀子饮

原料：菊花、栀子、枸杞子各10克，薄荷、葱白各3克
调料：蜂蜜适量
用法：将葱白洗净，切段。将菊花、栀子、葱白、薄荷、枸杞子用清水冲洗一遍，再用沸水冲泡，取汁去渣，最后加蜂蜜调匀。此品可代茶频饮。每天1剂，连用3～5天可起到很好的疗效。

**功效** 菊花可清热解毒；栀子有泻火除烦、消炎祛热、凉血解毒之功效。二者与薄荷、葱白、枸杞子等同食，可清热解毒、泻火除烦、平肝明目，适用于风热之邪所致的鼻炎。

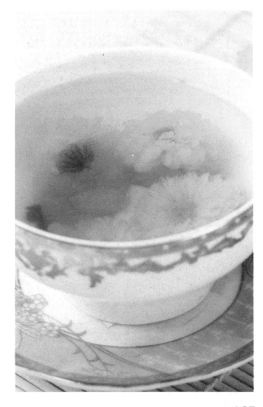

# 牙痛

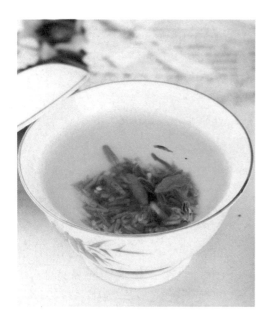

## 莲子心饮

原料：莲子心6克，枸杞子5克

调料：冰糖10克

用法：锅中放入适量清水，加入莲子心，先用大火煮沸，加入冰糖和枸杞子，续煮至冰糖完全溶化。待稍微冷却后，频频饮用即可，7天为1疗程。

**功效** 莲子心可清心去热、止血涩精。此饮品可清心、安抚烦躁情绪，对牙痛剧烈伴牙龈红肿，或出脓血，舌尖发红有很好的治疗效果。

## 枸杞子牛膝煮绿豆

原料：水发绿豆200克，牛膝、枸杞子少许

用法：砂锅中注入适量的清水大火烧开。倒入备好的牛膝、绿豆，盖上锅盖，大火煮30分钟至析出有效成分。揭开锅盖，倒入枸杞子，盖上锅盖，大火续煮20分钟。揭开锅盖，搅拌片刻，即可。

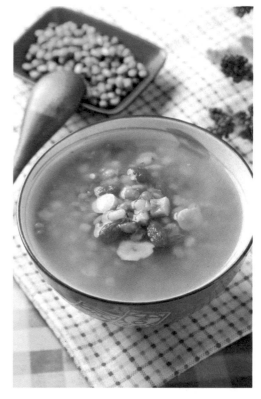

**功效** 枸杞子养肝、滋肾、润肺，牛膝补肝肾、强筋骨、利尿通淋，绿豆清热止渴、利尿解暑。此汤能清热祛火、补益肝肾，善治肾虚牙痛，症见牙痛隐隐，时作时止；牙龈微红肿，久则龈肉萎缩，牙齿松动。

# 慢性咽炎

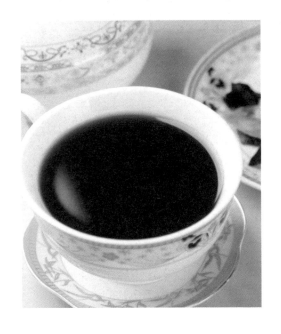

## 大海生地茶

原料：胖大海5个，生地12克，茶叶2克
调料：冰糖30克
用法：上药共置热水瓶中，沸水冲泡半瓶，闷15分钟，不限次数，频频代茶饮。

**功效** 胖大海清热润肺、利咽开音，生地清热、凉血、生津。此饮能滋阴、清热、利咽，可用于防治肺阴不足之慢性咽炎。

## 雪梨炖冰糖

原料：雪梨1个
调料：冰糖适量
用法：将雪梨洗净，去蒂切块。把切好的雪梨放入容器中，加入冰糖，上锅蒸30分钟。

**功效** 雪梨生津、润燥、清热、化痰，冰糖养阴生津、润肺止咳。二者搭配炖食，能润肺清燥、止咳化痰，可用于防治肝郁痰阻型慢性咽炎，症见咽部干燥隐痛，终日不舒，咽中梗梗不利似有异物，颈部作胀，胸胁闷痛，痰液多而黏稠，恶心等。

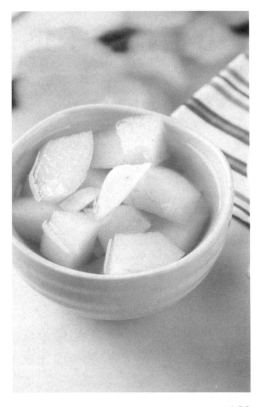

# 颈椎病

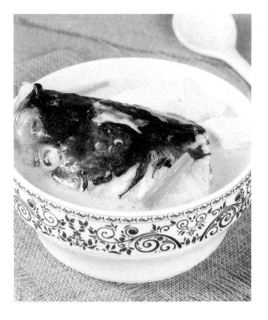

## 川芎白芷炖鱼头

原料：川芎10克，白芷10克，鳙鱼头1个

调料：盐、姜、葱、盐、料酒各适量

用法：川芎、白芷分别切片，与洗净的鳙鱼头和调料（盐除外）放入砂锅内，加水适量，大火烧开后改用小火炖熟，放盐即可。

**功效** 川芎活血行气，白芷祛病除湿。此汤可祛风散寒、活血通络，可缓解气血瘀滞型颈椎病。

## 山药枸杞子粥

原料：山药60克，枸杞子15克，粳米100克

调料：蜂蜜15克

用法：砂锅注水烧开，倒入洗净的粳米，盖上盖，大火烧开后转小火煮约40分钟，至米粒变软。揭盖，加入备好的山药块、枸杞子。盖上盖，续煮20分钟，至原料熟透。揭盖，加入蜂蜜拌匀即可。

**功效** 山药滋阴强壮、助消化、敛虚汗，枸杞子补虚益精、滋阴清热。此粥可滋阴益气，适用于气阴两虚型颈椎病，症见眩晕、颈痛反复发作，伴恶心、呕吐、失眠多梦。

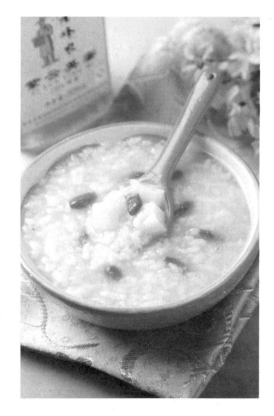

# 肩周炎

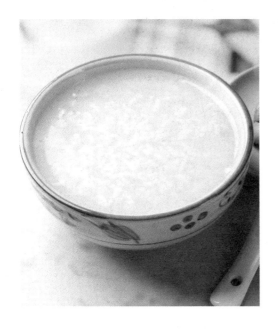

## 白芍桃仁粥

原料：白芍20克，桃仁15克，粳米60克

用法：将白芍水煎取液；把桃仁去皮尖，捣烂如泥，加水研汁，去渣。用二味汁液同粳米煮为稀粥，即可食用。1天1次。

**功效** 白芍平肝止痛、养血调经，桃仁活血祛瘀、润肠通便。此粥能增强养血化瘀、通络止痛之效，适宜瘀血阻络引起的肩周炎。

## 桑枝乌鸡汤

原料：老桑枝60克，老母鸡1只

调料：盐少许

用法：老母鸡洗净，斩成小块。将老桑枝切成小段，与鸡肉块共煮至烂熟汤浓即成。加盐调味，饮汤吃肉。1天1次。

**功效** 桑枝祛风湿、利关节、行水气，老母鸡温中补脾、益气养血、补肾益精。此汤有祛风湿、通经络、补气血之效，适用于气血亏虚引起的肩周炎，症见肩部酸痛麻木，肢体软弱无力，肌肤不泽，神疲乏力，局部肌肉挛缩。

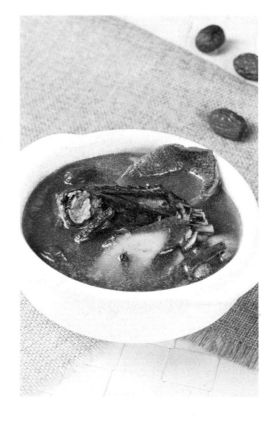

# 腰痛

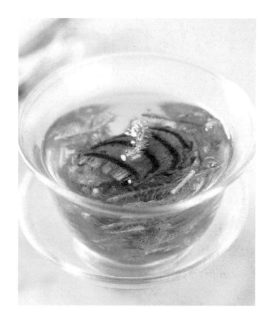

## 伸筋草茶

原料：伸筋草20克，鸡血藤15克
用法：将上述两味药加500毫升清水，煎煮至沸腾后，改小火焖30分钟后取出药液，置保温瓶中，代茶饮。

**功效** 伸筋草祛风散寒、除湿消肿、舒筋活络，鸡血藤活血舒筋、养血调经。此茶能增强活血舒筋功效，可治疗风寒湿腰痛，症见腰部冷痛重着，转侧不利，静卧病痛不减，寒冷和阴雨天则加重。

## 甲鱼补肾汤

原料：甲鱼1只，枸杞子、山药各30克，熟地15克，大枣6枚，姜片适量
调料：盐适量
用法：甲鱼切块；山药洗净去皮、切小块；大枣洗净去核。三者与枸杞子、熟地、生姜片共入炖盅，加适量水，大火烧开后改小火炖1小时。适量饮汤吃肉，隔天1剂。

**功效** 甲鱼清热养阴、平肝熄风；山药健脾胃、益肾，熟地滋阴养血，枸杞子养肝滋肾，大枣补中益气。此汤能滋阴益肾，适宜肾阴亏虚型腰痛，症见腰部隐隐作痛、酸软无力、缠绵不愈、心烦少寐。

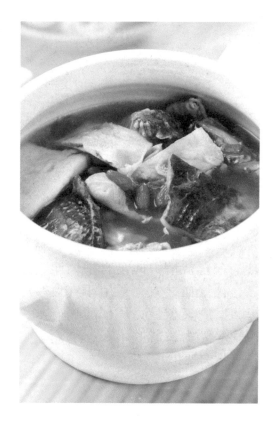

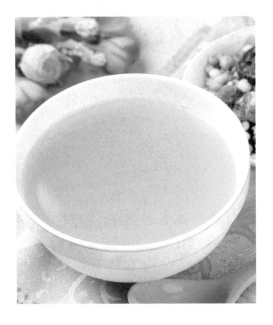

# 绿豆薄荷汤

原料：绿豆40克，薄荷叶2片

用法：将绿豆放入清水中煮烂。薄荷叶用水冲洗干净，加水约1大碗，浸泡半小时，然后用大火煮沸冷却，过滤，再与冷却的绿豆汤混合搅匀，可频频代茶饮用，1天2～3次。

**功效** 绿豆清热解毒、祛暑，薄荷叶宣散风热、清头目。此汤能清除人体暑热之邪，还能利尿除湿热、止渴健胃，有效预防中暑。

# 夏日解暑汤饮

原料：苦瓜500克，冬瓜300克，黄豆200克，猪排骨250克，生姜3片调料：盐适量

用法：苦瓜、冬瓜洗净，切块；黄豆放入清水中泡发；猪排骨洗净，斩块；生姜洗净去皮，切片。五者一同放入砂锅里，加水1200毫升，先用大火煮沸，然后用小火续煮1小时，放入盐调味即可。

**功效** 苦瓜和冬瓜均能清热祛暑、利尿凉血，与黄豆、猪排骨等食材制作的此汤是民间常用来治疗暑热烦渴等症的汤饮，炎热天气可多喝，能预防中暑。

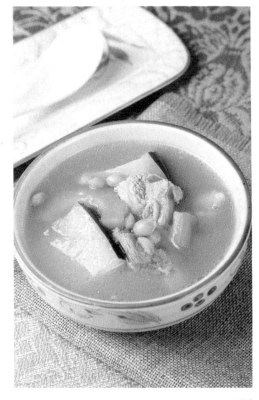

# 月经不调

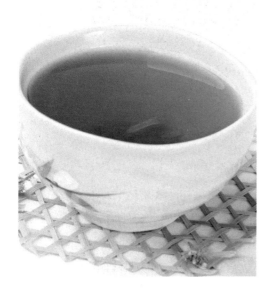

## 益母草调经方

原料：益母草12克，香附9克，川芎6克

用法：将上述药材洗净，加清水煮汁，取药材再煮一次。将两次获得汤汁混合并分为3份，于饭后半小时温热服用，每月服用10剂能收到明显的疗效。

**功效** 益母草活血调经，香附、川芎活血化瘀。三药合用调经止痛，适用于肝郁血瘀型月经不调。

## 山楂红花饮

原料：山楂30克，红花15克，白酒250毫升

用法：将山楂、红花用清水清洗干净，放入白酒中浸泡1周，即可饮用。每天2次，视各人酒量为度。

**功效** 山楂可消食化瘀，红花能活血化瘀、调经止痛，白酒可温散寒邪、助行药力。三者搭配，能增强活血化瘀之功，祛除体内寒邪，适用于寒凝血瘀型月经不调，症见月经延后，经血色暗，有血块，经来量少，腹痛，血块排出后痛感可减轻。

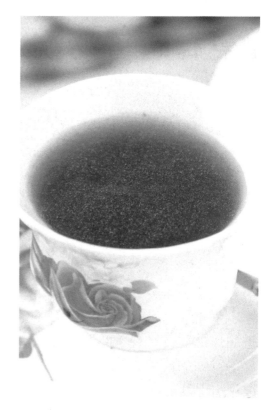

# 痛经

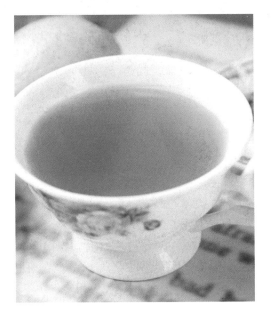

## 红糖姜水

原料：生姜、红糖各30克
用法：将生姜洗净切片，锅中加入适量清水，放入生姜片熬煮。待姜水熬至微变黄，放入红糖即可。于月经前几天服用，1天1~2次，连服3~5天。

**功效** 红糖补血散瘀、暖肝祛寒，生姜补中散寒。此方能补气养血、温经活血，适合寒凝血瘀型痛经，症见经前或经期小腹冷痛拒按，得热则痛减，经血量少等。

## 艾叶红花饮

原料：红花3克，生艾叶10克
调料：红糖适量
用法：将生艾叶洗净，放入杯中，加入红花、红糖，冲入开水300毫升，盖上杯盖，闷20~30分钟。一般月经前1天或来经时服用2剂。

**功效** 艾叶能温经散寒、止痛、止血、安胎，红花能活血通经、散瘀止痛。二者搭配温中的红糖泡茶，能调经活血，适用于痛经伴小腹冷痛，经血量少、有血块，四肢不温患者。

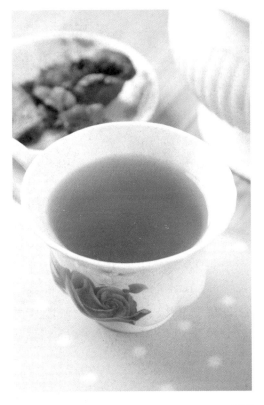

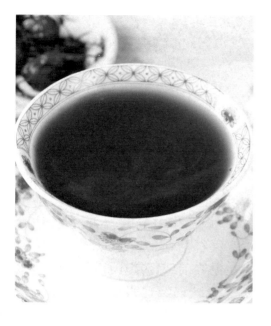

# 柏子仁丹参方

原料：柏子仁、丹参、熟地、牛膝、炒当归、山楂各10克各15克，炙鳖甲（先煎）9克

用法：上述药材泡30分钟后用大火煮沸，转小火后再次煮沸。重复以上步骤，然后将两次所得的汁装在一起。于饭后半小时温热服用，每天1剂。

**功效** 本方补肾宁心、调宫，柏子仁、丹参宁心安神，熟地、牛膝、炙鳖甲补肝肾，癸水充实。

# 生姜大枣粥

原料：水发大米140克，大枣40克，姜片少许

调料：白糖适量

用法：摆放好电火锅，注入适量的清水。倒入备好的大米、大枣、姜片，搅拌匀。盖上锅盖，煮沸，煮30分钟至熟。揭开锅盖，放入白糖，搅拌至白糖溶化即可。1天1剂。

**功效** 生姜温中散寒、化痰止呕，大枣补益气血。次粥能祛湿化痰、理气调经，适用于痰湿阻滞型闭经，症见月经停闭数月、带下量多、色白质稠、形体肥胖。

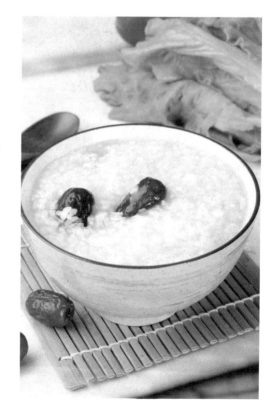

# 白带异常

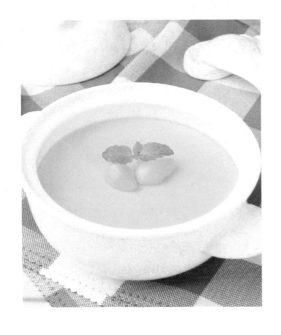

## 白果蒸蛋羹

原料：鸡蛋2个，熟白果25克

调料：盐2克

用法：将鸡蛋打进装适量清水的小碗内，用筷子搅拌均匀，将盐、白果都放进去，再次搅拌，用保鲜膜封好。电蒸锅注水烧开，将蛋液放进去，蒸10分钟即可。1天1次。

**功效** 白果敛肺气、定痰喘、止带浊，鸡蛋补虚健脾。此品适用于脾阳虚损型白带异常。

## 砂锅泥鳅豆腐汤

原料：泥鳅200克，豆腐250克，蒜苗50克，姜片少许

调料：盐、鸡粉各2克，料酒10毫升，芝麻油2毫升，胡椒粉少许

用法：豆腐切块，蒜苗切碎。砂锅注水烧开，放入姜片、料酒、泥鳅、豆腐块，放入盐、鸡粉、胡椒粉，淋入芝麻油，煮20分钟，放入蒜苗，略煮片刻，继续搅动使食材入味。1日1剂。

**功效** 本汤能滋阴补血、强身健体，适用于阴虚夹湿引起的白带异常，症见带下量不甚多、色黄或赤白相兼、质稠或有臭气，阴部干涩不适等。

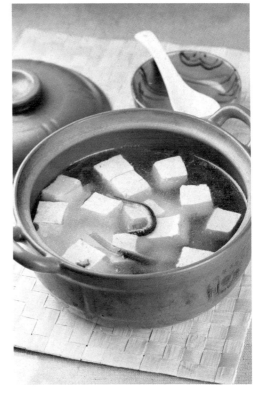

# 更年期综合征

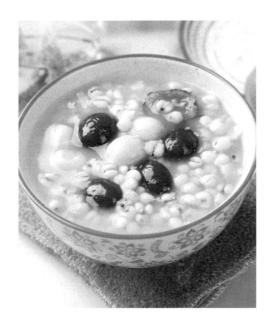

## 莲子薏苡仁粥

原料：水发薏苡仁100克，水发莲子50克，大枣去核5枚
调料：冰糖15克
用法：砂锅中烧开清水，倒入食材大火烧开后用小火煮60分钟煮至原料熟软。揭盖，加入冰糖拌匀，转中火煮约1分钟至冰糖溶化，关火即可。

**功效** 此方养心安神、养气补肾、利水祛湿，可缓解更年期带来的失眠、心烦、白带异常等症。

## 麦枣甘草白萝卜汤

原料：浮小麦80克，排骨200克，甘草5克，大枣10克，白萝卜50克
调料：盐3克，料酒适量
用法：白萝卜切块；排骨加少许料酒，氽去血水。砂锅注水烧开，倒入备好的排骨、甘草、浮小麦，用大火煮开后转小火煮1小时至食材熟软，放入白萝卜、大枣，淋入剩余的料酒，再盖上盖，续煮10分钟至食材熟透，揭盖，加入盐拌匀调味即可。

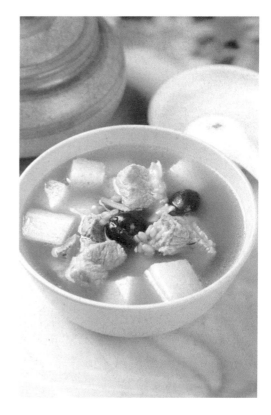

**功效** 浮小麦止虚汗、养心安神，甘草、大枣养心通脉、补益气血。此汤有助于养心补虚，缓解更年期间的失眠、盗汗。

# 前列腺炎

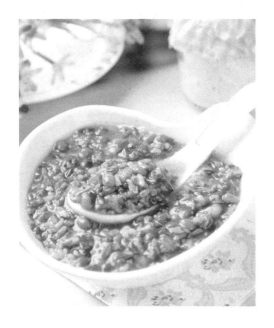

## 车前绿豆粥

原料：车前子60克，橘皮15克，通草10克，绿豆50克，红米100克

用法：将车前子、橘皮、通草用纱布包好，煮汁去渣，放入绿豆和红米共同煮粥。空腹服用，每天2次，7天为1疗程。

**功效** 车前子清热利尿、渗湿止泻，橘皮理气调中、燥湿化痰，通草、绿豆清热利尿。此粥清热利尿、行气化湿，适用于湿热型前列腺炎。

## 绿豆冬瓜海带汤

原料：冬瓜250克，绿豆50克，海带100克

调料：盐适量

用法：将冬瓜洗净切成粗块，绿豆清洗干净，海带洗净切成细片状。以上原料一起置锅内，加水煮汤，熟后加盐即可。1天1剂。

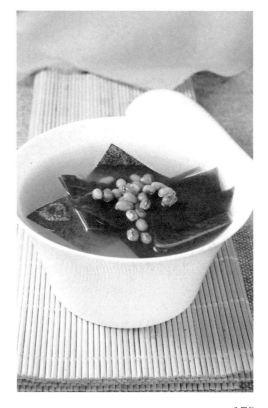

**功效** 绿豆、冬瓜可清热利尿，海带能利水散结。三者搭配清热利湿、排毒化瘀，可用于治疗前列腺炎伴小便不利、灼热赤痛，小腹胀满等病症。

# 早泄

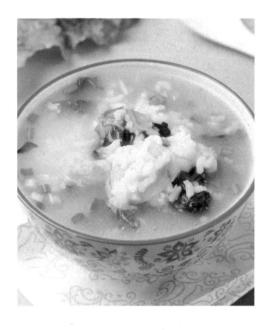

## 锁阳羊肉粥

原料：锁阳10克，精羊肉、粳米各100克，生菜叶、葱末、姜片各适量

调料：盐适量

用法：将羊肉洗净切碎，先煎锁阳，去渣取汁，后入羊肉与粳米同煮为粥。待粥将成时，加入生菜叶，放入盐、葱、姜等调味，煮沸即可。

**功效** 锁阳补肾益精、润肠通便，羊肉补阳温中。此粥有补阳益精之功，适宜肾阳不足型早泄。

## 锁阳药酒

原料：锁阳30克，白酒500毫升

用法：将锁阳用清水洗干净，沥干水分，浸泡在装有白酒的玻璃瓶中，7天后饮用，每天2次、每次10毫升。

**功效** 本方中锁阳具有补肾阳、益精血、润肠通便的作用，白酒可温中散寒、助行药力。二者配伍的药酒，有益精壮阳、养血强筋的功效，适用于早泄伴阳痿、遗精、腰膝无力的患者。

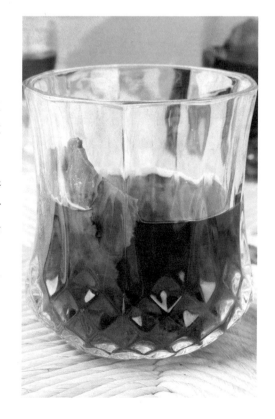